大展好書　好書大展
品嘗好書　冠群可期

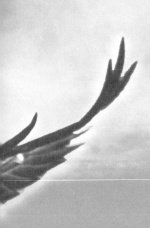

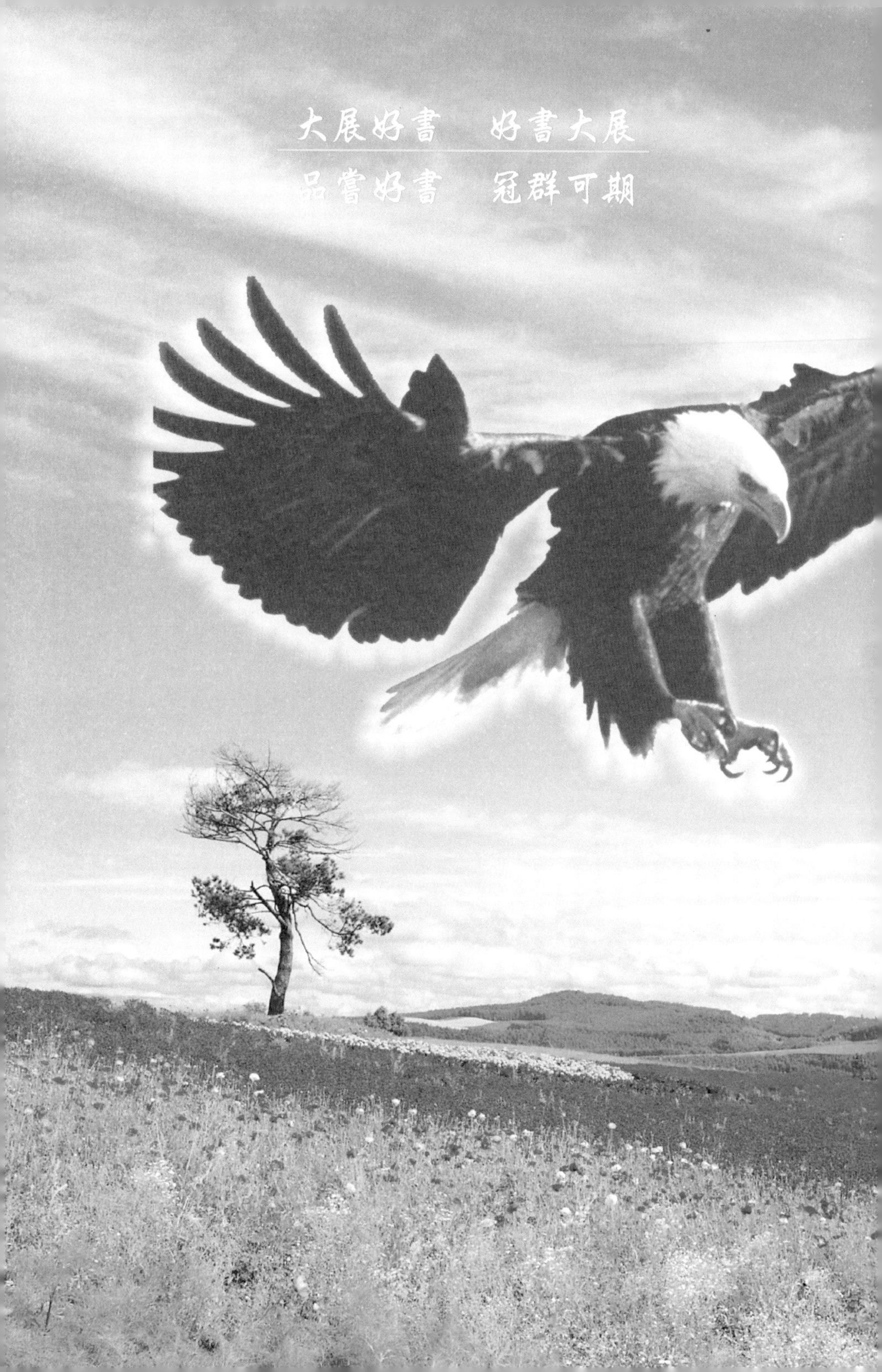
大展好書　好書大展
品嘗好書　冠群可期

健康加油站25

自我保健鍛鍊

陳坤編著

大展出版社有限公司

序　言

為何你容易疲勞？你想使自己的身體由弱轉強嗎？本書提供下列內容，各位不妨一試。

一、消除每日疲勞，訓練基礎體力。

許多人平時均疏忽於運動，只是往來於公司與家之間，運動根本不足，因此，體力較差。隨著年齡的增長而漸漸老化，欠缺持久力與敏捷性，因而身體易生弊端。尤其是白領階級的職員更欠缺運動，本書不必假藉任何器具而能達到運動目的，實在是最好的身體鍛鍊法。

二、現在已具基礎體力的人，且常運動，但有增強肌力的必要。良好的運動員必須有優良的肌力。本書能達到強力運動員的肌力目的。

三、介紹消除全身疲勞的運動按摩法。

運動按摩法能消除人體的疲勞，使僵固的肌肉變為柔軟，去除肌肉的麻痺與萎縮，且能消除血液中疲勞物質，使血液順暢。

四、解除身體外傷的治療法。

運動身體常易受到外傷，此外日常生活當中一不小心，身體也易受到損傷，若治療方法不當，常會引起後遺症，本書介紹給讀書正確的療法，以做為應急之用。

若能按照本書的方法來鍛鍊身體，將能使肥胖者變瘦，消除凸出的腰腹，且能增強體力，全無副作用，半年之後將能養成敏捷性，使身體與精神組合，達到健全身心的助益。

目　錄

第二章　肌力的鍛鍊

第三章　消除疲勞運動按摩法

第四章　外傷的應急治療

全身的肌肉（正面）

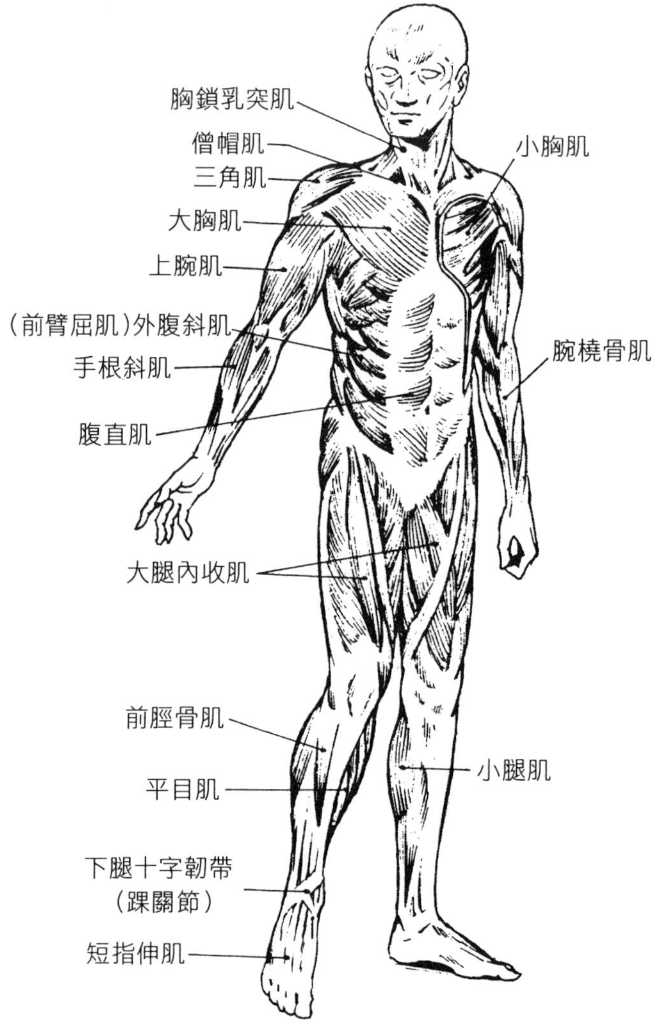
胸鎖乳突肌
僧帽肌
小胸肌
三角肌
大胸肌
上腕肌
（前臂屈肌）外腹斜肌
腕橈骨肌
手根斜肌
腹直肌
大腿內收肌
前脛骨肌
小腿肌
平目肌
下腿十字韌帶
（踝關節）
短指伸肌

全身的肌肉（背面）

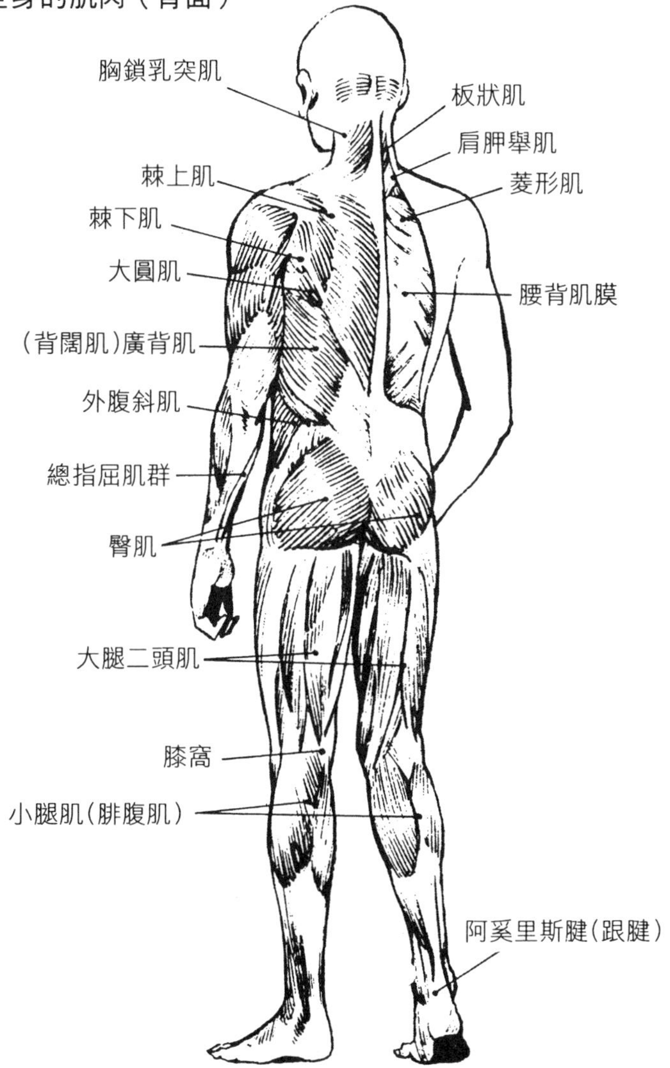
胸鎖乳突肌
板狀肌
肩胛舉肌
棘上肌
菱形肌
棘下肌
大圓肌
腰背肌膜
（背闊肌）廣背肌
外腹斜肌
總指屈肌群
臀肌
大腿二頭肌
膝窩
小腿肌（腓腹肌）
阿奚里斯腱（跟腱）

第一章　基礎體力的訓練

運動不足是各種病端的來源

處在一切過於便捷的今日，由於身體疏於活動，使體力漸漸衰退，年紀輕輕就發生了老化現象。我們可藉運動神經的反覆活動，以消除運動不足，因此，基礎體力的強化是非常必要的。

某家大企業機構曾對在大都市公司上班的職員進行調查，依據職員們所選的阻礙健康十大要因中，第一位是「運動不足」，佔五三・六％；第二位是「因工作所產生的精神疲勞」佔三二・五％，再來是「抽菸」佔三一・五％；「睡眠不足」佔二〇・三％；「喝酒」佔一七・四％；「熬夜」佔一六・五％……等等。

由前面的調查結果，可以知道有許多人已考慮到自己身體的不健康，是由於缺乏運動，同時因為日常生活的運動不足，而感到自己的體力也不夠了。

因此，雖然自身也感到有多做些運動的必要，但由於工作繁忙，以致抽不出空來運動，或是因精神疲勞、或肉體疲勞，而沒有再運動的體力了。

事實上確是如此，運動不足常會生出各種的病端，而且也會促進身體的老化現象。

根據調查，幾乎每天運動的人（每週三、四天以上），比不運動的人體力好多了，到了壯年後此種差距愈明顯，每天運動的五十～五十四歲的人，與不運動的四十～四十四歲的人，體力大致相等。

也就是說，持續的運動，會使體力相差十歲以上的程度。

而敏捷性（反覆跳躍）及持久力（急步）更使這種差距越大。例如，持久力訓練，每日做此運動的五十五歲至五十九歲男子，約比相差二十五歲不運動的三十歲至三十四歲男子的持久力優越多了。

運動是如此的對身體有益，當然並非要每天做過分激烈的運動，只是每天需要活動身體，這才是最重要的一件事。

但是，在日常中活動身體的「運動」，並非沒有一定的原則，無規則地亂動，身體不但不會產生任何效果，而且會引起反效果來。

在此針對一些上班的職員、家庭主婦、學生、職業婦女提出一些運動時應注意的事項。

1.「運動」並非專指特定的體育活動

提到運動，可能大家一定會聯想到一些特定項目如棒球、乒乓球、籃球、高爾夫球……等等，但我們所指的並非於此。當然並不是否定上述的項目為「運動」，只是在今天的社會裏，一般人大多很少接觸這些特定的運動項目。理由是：

一、沒有時間：在從早忙碌到晚的今日，根本無法抽出許多時間來享受這些特定運動的樂趣。

二、花費金錢，如打高爾夫球、保齡球，均要花費不少費用。

三、沒有許多廣大的場地可供運動。

四、要找些志同道合的同伴來一起運動，也是很困難的……等等。

這些都是大部分人遠離運動的理由，只要大家不要鑽牛角尖把運動想像成特定的運動項目，就有可行的辦法了。

2.不要做太過於激烈的運動

通常很少運動的人，若突然做過於激烈的運動，只會得到反效果，反而身體會產生毛病。

電視新聞上，曾有參加馬拉松賽跑的人，在途中倒地而死的報導。這是因為平常身體很少活動，而突然做長距離跑步，以致體力不支而倒地，故對於此點要特別注意。

3.全身肌肉、骨骼均要活動

運動時並非只是要求使身體某一部份強壯，而是要使全身肌肉、骨骼均得到舒展，以達到運動的目的。

往往有一些特定的運動項目，只使用身體的某一部份肌肉而已，而達不到全身肌肉均能平衡發展的目的。例如打網球，只能鍛鍊足部、腰部與手臂等部位，上半身的一些部份幾乎沒鍛鍊到。

4.儘量做長時間及有規則性的練習

高爾夫球運動，越來越盛行，曾有一時流行著「一月一次高爾夫」這句話，此意謂為了彌補運動的不足，打打高爾夫球吧！但是，因為時間與費用的關係，一個月一次就可以了。

高爾夫的確是一種對身體很有裨益的運動，只是一個月打一次，對於彌補運動不足並沒有多大效用，不僅高爾夫是如此，其他運動也是一樣。而且突然地運動，很容易使身體受損，產生其他變故。所以，每日持續運動是很重要的，切記運動決不可一曝十寒。

5.不要有運動即「訓練」的觀念，應以「創造基礎體力」為著眼點

訓練身體使之強壯，說起來好像很簡單，但談何容易？這是向毅力、體力等限界的挑戰，能超越此限界，才能使身體強壯。

一般人說「運動」，可能認為就是運動員似的鍛鍊身體，這實在是一個非常錯誤的觀念。

一、一般人缺乏鍛鍊身體的基礎體力。例如，職業棒球選手做腹肌運動以七十次為最低條件，但通常的人則無法做到。

二、「訓練」是對肌肉過分的要求，易使壽命為之縮短。因此，職業運動員的壽命均比普通人短，這是身體過分鍛鍊的結果。

因此，一般人的運動應以消除疲勞，創造基礎體力，維持身體體力為目的。前面曾談到現代人在目前的環境裏，除非能意識性的使身體活動，否則運動不足無法避免。而且易使身體趨於老化。

這雖然與平均壽命延長之事沒有多大關係，但年輕時若能維持體力，時隔日久就與周圍的人之差距越來越大，這是一定的道理。

與其不斷地鍛鍊身體以炫耀職業運動員似的體力，不如以運動本來的目的為著眼點來努力改善身體，更能得到較多益處。

本書所提倡的「自我鍛鍊」就是考慮到上面的幾個觀點。運動方法很簡單，也不需要特殊的器具，場所不拘，在自家或門前的道路也可練習。

請大家都來學習適合自己身體，創造基礎體力的身體鍛鍊法吧！

此法能使缺乏運動的人消除疲勞，徹底地使全身肌肉活動，進而強化體力。

1.使頭部柔軟的運動(1)——早上起床身心不爽是因為頭部疲勞

有許多人對於早上起床感到極端厭煩。雖然他們的睡眠時間十分充足，但鬧鐘的聲音仍無法叫得起他們。好不容易從床上爬起來了，但有一段時間頭部仍昏沉沉地，什麼也不能想，雖然到公司上班了，然而整個上午均無法清爽地做事。

像這樣的人，可能他們會認為「自己可能是低血壓，所以早上才起不來，實在沒辦法呀！」而將此歸咎於體質的關係，事實上並非如此。

若說是低血壓，但實際量血壓的結果又完全正常，反而有血壓稍微高一點的趨勢。事實上，早晨厭倦起床，起床後頭部又昏沉沉的人，大部份是頸部肌肉疲勞的緣故。

頸部肌肉包含直立頸部的肌肉與頸部前後左右複雜移動的肌肉，例如，胸鎖乳突肌、板狀肌、僧帽肌等等。

這些肌肉若疲勞變僵硬，血液流向腦部時就被阻礙，因此，起床醒來時頭部的活動就不能恢復，一直處於昏昏沉沉的狀態。不要將它歸因於體質的關係，在就寢前與起床時多做一些使頸部柔軟的運動。

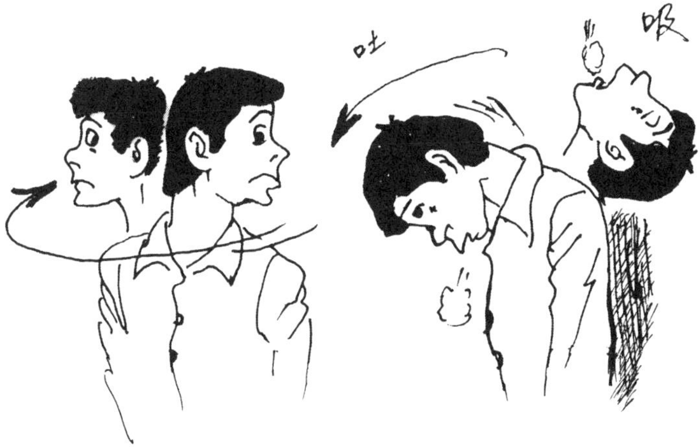

頸部的鍛鍊1

【做法】

①兩腳輕輕張開（六十公分），放鬆肩部，兩手輕鬆垂下。

②頸部向前慢慢地下彎。

③頸部向後仰時吸氣，向前下彎時吐氣（最少反覆五次）。

④同樣要領，頭部慢慢地向左右轉動（最少反覆五次）。

【注意】

＊肩部不要聳肩。

＊上體不要移動。

2.使頸部柔軟的運動⑵——頸部柔軟粗大的較富精力

從前有「頸部粗大的人，精力較旺盛，因此結婚時要選擇此類型的人為對象」的說法。當然過分肥大就不太好了。

主要原因是人的頸部內，含有使細胞物質代謝高升的荷爾蒙分泌腺及甲狀腺、副甲狀腺。因甲狀腺荷爾蒙的刺激，使腦下垂體前葉發生作用，而且促進了刺激生殖腺的荷爾蒙分泌。

所以，頸部粗大的人比細小的人較富精力。

當然，光是粗大而不柔軟也是不行的。保持頸部的柔軟是很重要的。

頸部柔軟放鬆的肌肉本是強韌的，但由於疲勞而變硬，甚至引起淤血。頸部肌肉若能保持柔軟，就能預防淤血的發生，且能預防睡眠時頸部的筋被扭到，及防止肩部僵硬。

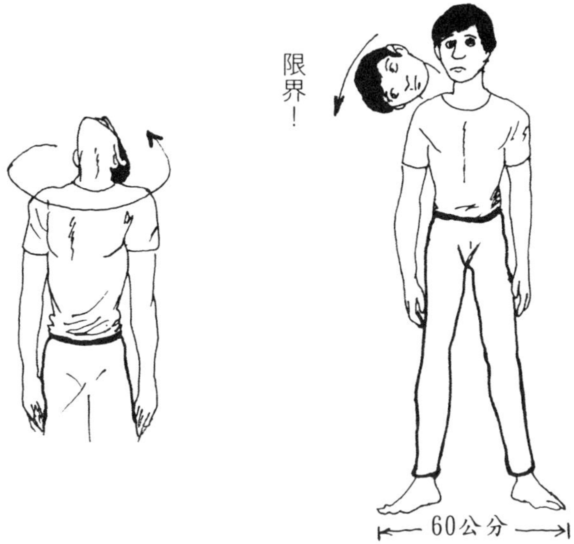

頸部的鍛鍊2

【做法】

①兩腳輕輕張開，放鬆肩部，兩手輕輕垂下。

②頸部慢慢地左右彎下（最少反覆做五次）。

③以同樣姿勢扭轉頸部（最少反覆做五次）。

【注意】

＊肩部不要移動。

＊轉動時若感到疼痛，請慢慢的旋轉。

3.消除眼睛疲勞的運動——眼睛若過度使用腦部也會疲勞

在人體所有器官內，眼睛是被過度使用最多的器官之一，我們平時可能不太注意，但只要稍微留意一下別人的眼睛，就可看到他們的眼睛骨碌骨碌轉個不停。

眼部看物的移動是由上眼瞼舉肌、上下直肌、上下斜肌、內外側直肌等小的肌肉所支配的。這些肌肉一直沒有休息，當人想休息閉上眼睛時，忽然聽到聲音，不知不覺又張開眼睛，朝著發音的方向看去。

人觀物的過程是映在網膜的映像經過視神經而傳受到第一視中樞、視放射，及腦後部的視覺中樞、視覺性記憶中樞，而判斷網膜上的映像為何物。眼睛與腦部的過度使用有連帶關係，頭部昏昏沉沉，難於考慮他物，呈疲勞狀態的原因也與過度使用眼睛而使眼部疲勞有很大關係。

用力壓迫太陽穴，能鎮定視神經（從網膜到腦部的神經系）的興奮，而收到祛除眼部疲勞效果。此外，壓迫頭部左右耳後附近的凹處（中醫稱為天柱凹穴），能使頭部達到清爽的效果，在此兩處加以指壓對於消除頭痛也具效果。

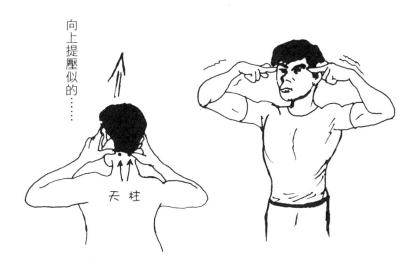

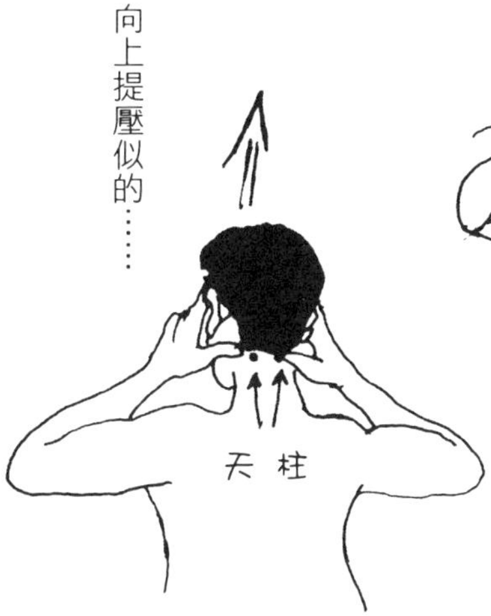

消除眼睛疲勞的運動

【做法】

①兩手的中指腹按住頭部兩方太陽穴凹處，用力指壓。

②指頭像電動按摩器，一點一點地振動似的按摩，效果更高。

③同時大拇指按住耳後下凹的部份向上提壓。

〈十秒鐘做三～五次〉

4.消除肩膀酸痛的運動⑴——肩酸是由於精神緊張

造成肩膀酸痛的原因很多。例如：提重物、突然做過於劇烈的運動、精神不安而引起神經過分緊張、肌肉的僵硬、頸骨的異常，以及胃潰瘍、痔、心臟病、腎臟病等消化系統、循環系統所引起的內臟疾病等等。

長時間的固定坐著讀書、辦事，所引起的肩膀酸痛，大都是由於緊張過度的緣故。而內臟疾病所引起的酸痛，若疾病不能根治，要治好肩酸也是很困難的，頸骨的異常也是如此。

但運動性的肩酸以及精神緊張所引起的肩酸，只要你每天照著圖示去做，就能收到消除肩酸的效果。若能與第三章所說明的按摩方式配合去做，更能達到良好的效果。

肩酸的疼痛處也與各種場合有關。例如，用手臂去做事，其肩酸處為肩部的三角肌，長時間向前彎曲或蹲著時，其肩酸處為廣背肌或僧帽肌。長時間讀書，其肩酸處為支持頭部的僧帽肌的上部。

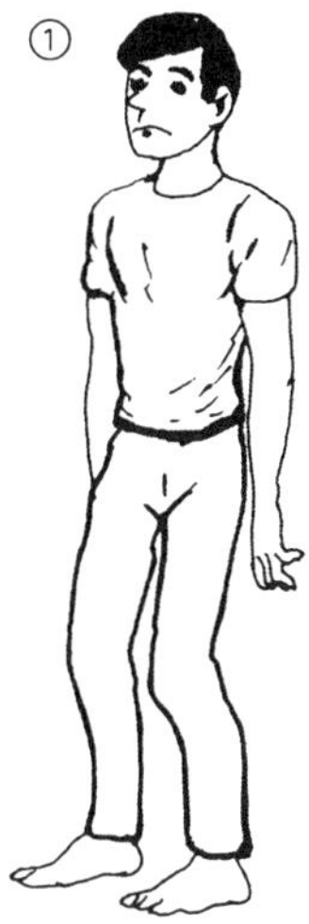

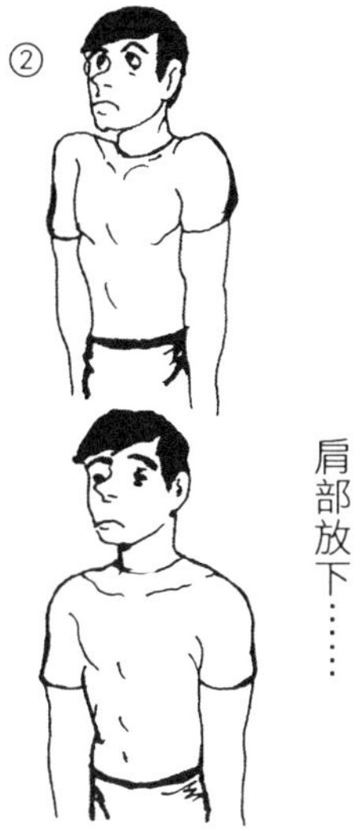

消除肩酸的運動1

【做法】

①站著，膝部稍微彎曲（放鬆）兩手垂下。

②兩肩提升，然後突然放鬆似的落下（最少五～六次）。

③若能由別人幫忙你做此運動更具效果。

此時肩部不能用力，要放鬆。

【注意】

＊肩部放下時膝部要保持柔軟。

＊肩部要直直提上，直直放下。

5.消除肩膀酸痛的運動⑵——血液能暢通就能消除肩酸

人類身體的移動，主要以全體肌肉的收縮為主體，即使是一個小動作，也不能光靠一個肌肉的作用。在任何情況，均是由複數的肌肉來一起參與的，這些肌肉巧妙地配合著來作用。

例如，以手肘的關節彎曲的一個簡單地動作來說，作為主動肌的上腕二頭肌、上腕肌、腕橈骨肌均參加，此外，作為補助肌的前腕屈肌群（例如橈側手根屈肌、尺骨手根屈肌）均參加。為了固定肩部則有作為固定肌的肩胛骨周圍肌肉群。作為拮抗肌的則有上腕後側的上腕三頭肌伸展著。

肩膀向前向後大大轉動的動作，幾乎是上半身的肌肉均總動員參加了。由三角肌開始，再如廣背肌、大圓肌、棘下肌、僧帽肌、大胸肌、小胸肌等等均參加。

因此，單純的肩膀疲勞，與這些大小肌肉均有連帶關係。當肩部轉動時，那一處較為疲倦就可知道。較難轉動的方向，用力轉動時，肩部的轉動就暖熱起來，僵硬、淤血的肌肉，也變成柔軟，這就是血液已開始在此處暢通。

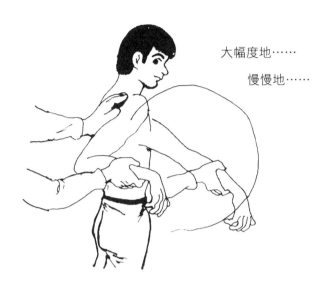

肩部的鍛鍊2

【做法】

①兩腳輕輕張開，肩部放鬆，兩手垂下。

②將手臂慢慢地向前後交互轉動。

•兩人做時

①輔助者站在鍛鍊者背後，右手抓住鍛鍊者的右手。

②輔助者左手接住鍛鍊者肩部，做為支柱。

③輔助者將鍛鍊者的手臂儘量大幅度地慢慢前後轉動，各轉五次。

【注意】

＊肩部不要亂動，要按住使之固定。

6.強化臂力的運動(1)——拳擊力量的強弱在於肌肉之差

職業拳擊選手出拳的速度，就像蛇在猛撲獵物時的速度一樣的快。從出手到打裂對手的下顎為止，其猛烈速度為〇・二秒。

此種速度一擊，就能把對方擊倒，其秘密之一就是手腕從收縮狀態到伸展時，上腕三頭肌的活動力強大。

上腕三頭肌就是上腕後側，即力瘤（使勁時臂上隆起的肌肉疙瘩）相反側的肌肉。如果此部肌肉的力量薄弱，那麼，手臂伸展的速度就太慢，因此，出拳的力量也就弱了。

當然出拳時藉身體重量腰力的旋轉與頭腦、眼力能作適時的判斷也有關係，但主要出拳力道的強弱，在於上腕三頭肌作用之差，因而敗者大多輸於此點。

這就是靠上腕三頭肌，以及三角肌的鍛鍊了。若要增強此部力量，就是多做手持重物，往上舉的動作。

上腕三頭肌在日常生活中，大多在無意識中而活動的，由於沒有真正意識的想到要去伸展它，故大多數的人力量均薄弱，此部肌肉不發達。

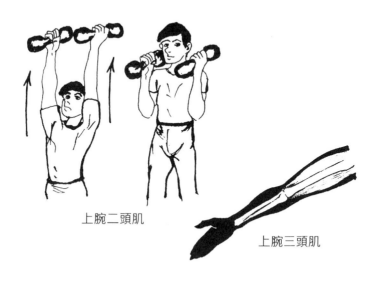

上腕二頭肌

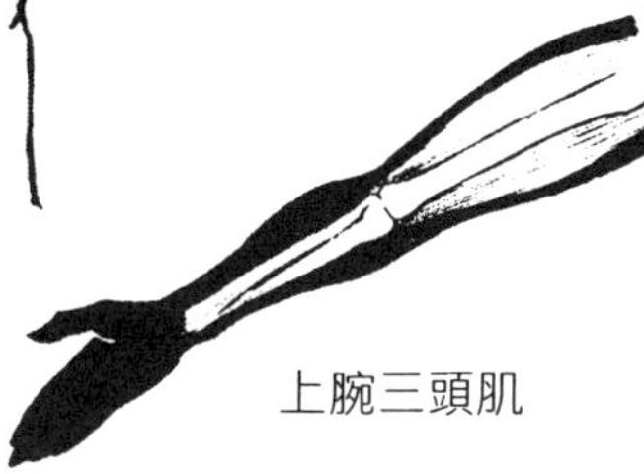

上腕三頭肌

臂力的鍛鍊1

【做法】

①兩手舉著啞鈴，手肘緊靠脇下。

②手臂往上舉（反覆做五次）。

【注意】

＊上體不要彎曲。

＊舉到啞鈴漸漸變重時為止，再放下來。

＊左右的啞鈴要同重。

7.強化臂力的運動⑵——屈肌與伸肌的平衡能消除疲勞

這也是以上腕三頭肌為主的運動。上腕三頭肌是手臂伸張時而活動的肌肉。像這樣手、腳及身體某些部分伸展時活動的肌肉，統稱為「伸肌群」。

反之，彎曲時而發生活動的肌肉稱為「屈肌群」。構成人體全身大約有二百種的骨骼肌，大致可分為伸肌群與屈肌群。概括言之，身體前面上半身為屈肌群，背面為伸肌群。

通常身體的鍛鍊運動，大都以屈肌群為中心，但若要強化及去除疲勞，仍要伸肌群的運動加以配合，否則難有良好的效果。

屈肌群與伸肌群若不能平衡，伸肌群方面就要增加多餘的負擔，而易於疲勞。因此，自我鍛鍊以伸肌群為重點的理由也就在此。

而作為伸肌群之一的上腕三頭肌，於運動時發揮很大的功用。例如，棒球的投手來說，球速的好壞均由此肌肉的強弱來決定，而打擊者臂力伸展的打擊力也由此決定。此外，如打高爾夫的揮桿時，伸張手肘的力量也是很重要的。所以，均與此部肌肉有密切關係。

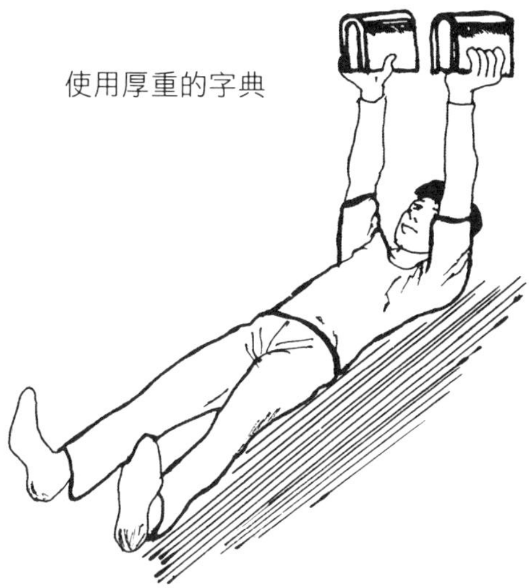

臂力的鍛鍊2

【做法】

①仰臥著，兩手拿著同重的物品（如厚重的字典等）。

②然後舉到上面又放下來（反覆的做五次）。

【注意】

＊能仰臥在地板上最好。

＊兩手必須舉同樣重的物品。

8.消除手部疲勞的運動——訓練握力就能消除疲勞

在公司上班的職員，常常有許多繁重的書寫工作。有許多人對此繁雜的動筆工作感到很討厭。主要是因為長時間地握著筆桿，手部疲勞，以致對工作感到厭煩。

人握住筆桿時，是使用手指腹到前腕內側之間的肌肉（稱為總指屈肌群），不習慣在此肌肉群握住筆桿，是導致疲勞發生的原因。

因此，只要我們能慣於肌肉群的握力運動，即使長時間地揮筆書寫，疲勞也就不會再發生。

當然，增強握力並不只對書寫有益處，在運動上，以及人們日常生活中均有密切關係。

以棒球運動來說，打擊手確實有增強握力的必要。握力若增強，手腕就會變成粗大，這是因為手指常彎曲活動，屈肌群發達而使手腕變粗。

肌肉的截面積一平方公分的力量大約為六公斤。通常無論男性、女性或小孩，其肌肉量越多，截面積越大，因而力量也就越強。

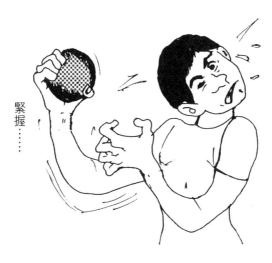

握力訓練消除疲勞

【做法】

①準備一個軟式網球。

②用指尖握著球。

③手指疲勞時，用另一隻手將各手指往後扳一扳。

【注意】

＊施行握力運動，同時也做伸展運動，以便兩者得到平衡。

9.消除手腕疲勞的運動——疲勞物質會使肌肉萎縮

在海岸邊投擲石頭時，可能會感到手指有腫脹疼痛感。這是投擲石頭時由於遠心力而使血液與淋巴液聚集在指尖的現象。

在日常生活中，也同樣發生此現象，那就是手部的疲勞。如書寫、編織、打字等，手指長時間活動過度的人，就會發生此現象。

當天手部的疲勞，原則上最好是當天就把它解除掉。若指尖聚集的血液，不把它當做一回事，漸漸地疲勞物質變多，就會使肌肉萎縮，以後寫字時手就會顫抖，而且也不能做編織的工作了。

去除手、腕疲勞的運動，若能在每日就寢前施行，效果是很高的。

若過多的脂肪聚集腕部，會使血液及淋巴液的流動不良，而易發生麻痺及關節痛，而且要量血壓或在靜脈注射也諸多不便。

脂肪過多而肥胖的手腕，應儘量把脂肪去除掉，做此運動頗具效果。

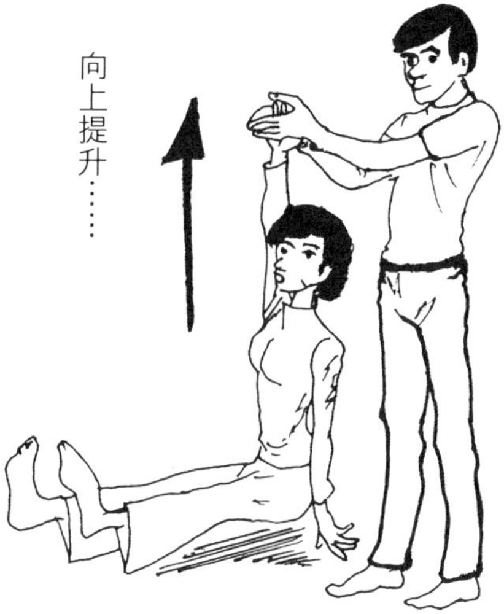

手、腕的鍛鍊

【做法】

①鍛鍊者兩腳伸直坐在地上。輔助者站其背後。

②輔助者用兩手將鍛鍊者所舉的手用力夾住。

③然後將鍛鍊者的手一邊提升似的，一邊輕輕地前後左右搖動（十五秒鐘內做二～三次）。

④用同樣要領，將鍛鍊者另一隻手也如此搖動。

【注意】

＊被要求搖動的鍛鍊者，從肩部到指尖均要放鬆不要用力。

＊為了要充分去除疲勞物質，手尖等關節要充分移動。

10.消除胸部肌肉疲勞的運動——儘量伸展是消除疲勞的秘訣

藉著運動來消除疲勢，增強體力有二種方法。

一、是將肌肉儘量地運動，用力到筋疲力竭為止。翌日或許會感到肌肉疼痛，但仍無視於此，反覆地運動，漸漸地不知不覺中就感到肌肉不再疼痛、疲勞。而肌肉也就漸漸強固起來了。

二、就是將疲乏、僵硬的肌肉，儘量地伸展。疲乏的肌肉藉著儘量地伸展，就能消除肌肉的膠著狀態。使血液行走恢復正常，而消除疲勞。

從恢復疲勞的效果來看，伸展肌肉可說是最快、最有效的方法。能使肌肉恢復柔軟，進而達到鍛鍊目的。

只是肌肉的伸展運動，一個人來做不太容易。必須藉著另一人的幫助來做。上半身的屈肌群伸展方法，藉著他人的幫助來做效果更好。自己做的運動稱為「自動法」，而藉著他人之助的運動稱為「他動法」，自我運動的身體鍛鍊，必須靠著這二種方法來配合。

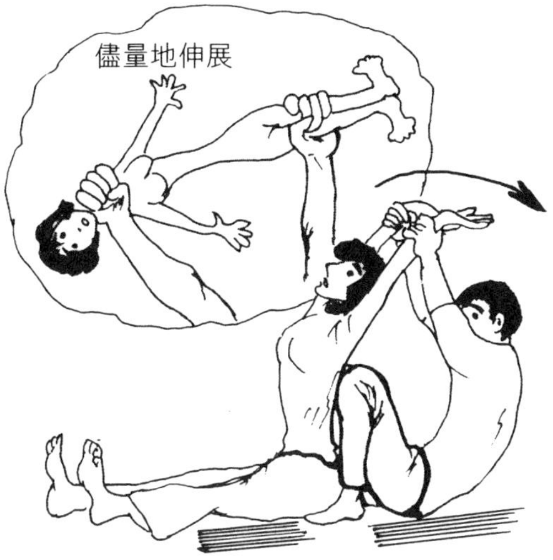

胸部的鍛鍊

【做法】

①輔助者坐著以膝蓋頂著鍛鍊者背部，從腋下搖動鍛鍊者右手。肩部壓向前方。

②左手按在鍛鍊者背面右腋肩胛骨與背骨之間，用右手拉壓鍛鍊者脊背。

③拉住鍛鍊者右手手腕，慢慢地向後引拉。

④抓住鍛鍊者上舉的兩腕，兩個膝蓋頂著鍛鍊者背骨，用力將鍛鍊者的上身往後拉（五次以上）。

【注意】

＊視鍛鍊者的情況慢慢地做。

＊被搖動者身體儘量放鬆不要用力。

11.消除腹部脂肪的運動——腹部肥大的人死亡率較高

從仰著睡覺的姿勢到上半身起來時的活動肌肉，就是靠腹直肌的作用。到肚臍下腹部為止，這一大片的肌肉必須一直保持柔軟。

腹部堅硬，是因為大量污穢的血液聚集在腹部，故肚臍附近到整個腹部的皮膚色澤變黑，而變成腹黑的人。

俯臥在床上，如果能感覺到腹部大動脈碰碰地跳，那就是腹直肌相當僵硬的證據。這時你的力量就會衰退，腹肌的運動也無法多做了。

因此，若能多做此消除腹部脂肪的運動，就能使腹部變柔軟，而且腹部的皮膚色澤也不再變黑。腹肌內所聚集的污穢血液也消失了，血液的運行也恢復正常。

此運動也可防止中年後腹部的脂肪酸過多。某一人壽保險公司曾調查「腹部與死亡率」，依照人體體格五個分類的死亡率指數為：細長體格者佔八四・一%；稍微細長體格者佔八五・三%；標準體格者佔九八・七%；稍微肥胖者佔一二九・八%，肥胖者佔一二七・九%。由上統計可知腹部肥大者的死亡率最高。

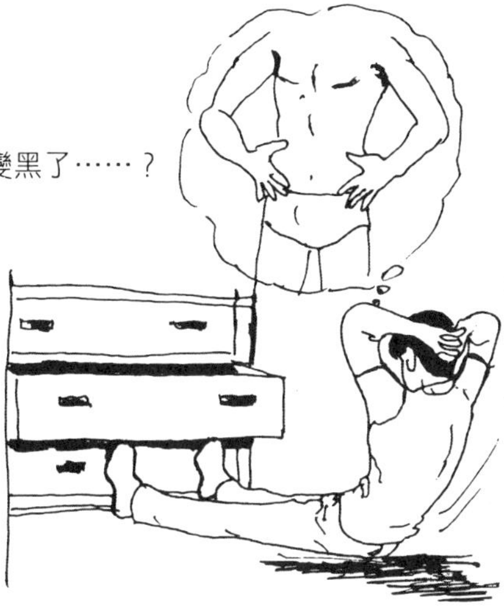

腹肌的鍛鍊1

【做法】

①仰臥於床上，兩腳伸開。

②兩臂向後伸直，然後藉著手臂的反作用，做仰臥起坐（五次）。

③兩手抱於頭後，做仰臥起坐（五次）。

④兩手掌按於額上，做仰臥起坐（五次）。

⑤兩手按於胸部，做仰臥起坐（五次）。

⑥膝部儘可能做五十度彎曲。

【注意】

＊最初可能有些人需要使用支柱，可將衣櫃抽屜拉出，將腳鈎在其上。

＊慢慢地視自己能力而增加次數。

12.消除脇腹脂肪的運動——脇腹的脂肪為何很難消除

通常「腹肌」是指前面所述的腹直肌，腹肌的運動也都是指腹直肌的活動。但腹部的上半身向前彎曲時，除了腹直肌的作用外，還有覆於兩脇腹之內腹斜肌與外腹斜肌的作用。此內外腹斜肌，在人身體上半向左右轉動時發生作用。是薄而面積廣大的肌肉。

腹部脂肪要注意不要攝取過分，例如，含脂肪或澱粉質的食物均要注意不要過量攝取，其次可藉運動來消除多餘的卡路里（熱量），附於腹部前面的脂肪比較容易消除，但脇腹的脂肪就不太容易消掉了。

這是因為有效地鍛鍊內外腹斜肌的運動方法很少。若要消除此脇腹的脂肪，可藉本書所介紹方法，即由仰臥的姿勢，左右上半身轉動的運動來解決。

沒有做過此運動的人，要左右各五次的轉動，的確是很困難的。但要儘可能地增加次數。此消除脇腹脂肪的運動，也是一切運動的基本動作之一，用力地「上體轉動」，是棒球、高爾夫球、桌球、網球等運動想早日達到熟練的基本動作之一。

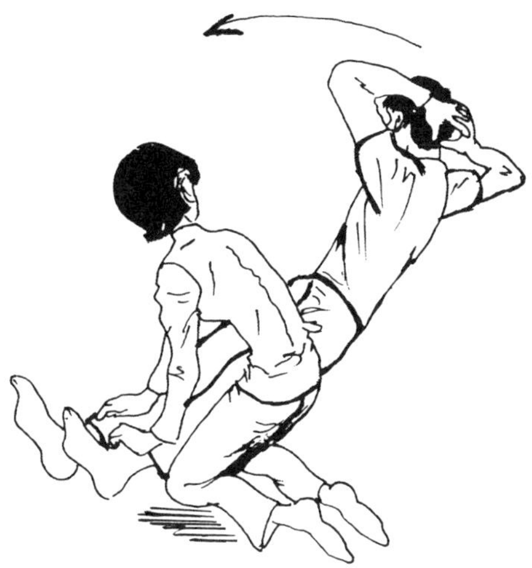

腹肌的鍛鍊2

【做法】

①仰臥，兩腳伸直。

②腳尖請旁人壓住，或自己設法固定住也可以。

③兩手按於腦後，上半身向右轉，身子稍微起來。

④以同樣的姿勢向左旋轉（左、右各五次以上）。

⑤以膝蓋著於地，做同樣地姿勢運動。

【注意】

＊身子起來時，臀部不能起來。

13.使脇腹柔軟的運動——「伸懶腰」是無意識的疲勞恢復法

當人在疲倦的時候常會伸個「懶腰」，大部份此動作均是無意識的動作。尤其是長時間在桌上工作後，常會不知不覺地伸個懶腰。

這是人體生理正常狀態的反應，即人體所特有的自我克制反應。就像浮在海上的船隻，在某種程度的傾斜以保持其原有復元力很近似。

由於伸伸懶腰的結果，能使肌肉細胞大大地伸張，營養分燃燒變成能量後，在細胞內殘存的乳酸性疲勞物質也由組織分離，而溢出細胞外，故能消除疲勞，使精神清爽。雖然許多人不知此原理，但這是人類自然具備的反應，故「伸懶腰」能去除疲勞。

但是，這種自我克制的反應能力低下時，身體就是有病了。

而有意識地將身體肌肉大大的伸展，能防止此自我克制反應能力的喪失。

在我們日常生活當中，很少有伸展身體脇腹的機會，在運動時前後屈伸或回轉的機會也許很多，但伸展脇腹的機會就很少。

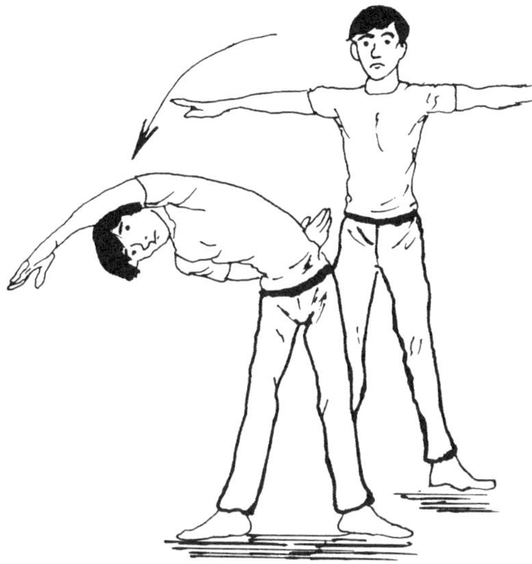

脇腹的鍛鍊

【做法】

①兩腳輕輕張開，肩部不要用力，保持輕鬆、自然體。

②兩手水平打開，上半身儘量倒向右側，左脇腹儘量伸展。

③此時右手向上，左手擺在腰後（左右各五次）。

•兩人一齊做時

①兩者並立，抓住對方手臂，使對方身體的脇腹彎曲伸展。

【注意】

＊要儘量伸展。

＊膝部不能彎曲。

14.消除背部疲勞的運動(1)——背部的酸痛造成失眠症

你是否為失眠症而煩惱?不易入睡，或懶得起床。此外如頭暈、嘔心，站著眼花等自律神經失調症狀，或神經衰弱……均為近年來流行的似病非病的疾病。

為這些症狀所苦的人，大都是抱怨背部或頭後部酸痛。若背部的酸痛能消除，前面所提的那些不快的症狀大概能消去無蹤。

由最近的大腦生理學明示可知，肌肉的興奮能促進大腦的興奮。肌肉收縮時通過肌肉內的感覺器官(筋紡錘)，傳到大腦下部的網樣體，網樣體就是刺激大腦興奮的組織。反之，大腦的興奮對於促進肌肉的收縮也有關係，故可以說兩者是相互作用的。

肌肉的收縮＝緊張，而肩部、背部肌肉一直處於酸痛狀態時，等於是強制大腦時常興奮，此為造成失眠症，難於入睡的原因。

反之，用腦過度時，腦的興奮會傳到肌肉，而招致肩酸背痛。只要消除背部肌肉的疲勞，就可避免這些症狀。

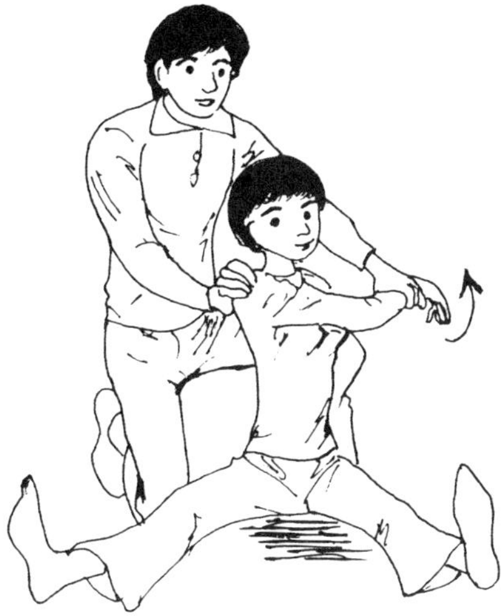

背部的鍛鍊1

【做法】

①鍛鍊者坐著，兩腳張開，輔助者膝蓋彎下，立於鍛鍊者背後，左手握住鍛鍊者右腕。

②右手按住鍛鍊者右邊肩胛骨。

③左手握於鍛鍊者右腕拉向左方，同時右手掌將鍛鍊者肩胛骨向前壓。

④以同樣要領作此反方向運動（左右各五次）。

【注意】

＊被輔助的鍛鍊者，臉要朝正面。

15.消除背部疲勞的運動⑵——不正確的姿勢導致內臟衰弱

中小學生之中患有背骨左、右彎曲的「脊椎彎曲症」，好像越來越多。根據調查，二十九歲以下的青少年，背負重物的背肌力與二十年前相比，好像差多了。這是因為小孩常在戶外玩耍，用力做家事的機會太少，以致背肌力變弱。

背骨左右彎曲，背部不能直挺，是由於脊柱起立肌之力衰弱。身體向前彎曲的歪姿勢，會壓迫胃與肝臟等器官的活動而使之變鈍，而且對於脊椎間的各種神經，如運動神經、控制內臟器官活動的自律神經均給予壓迫，而使手腳麻痺，減弱了內臟活動。

本節的運動對於身體背部比較淺的地方之肌肉如僧帽肌、廣背肌以及脊柱起立肌等較深的肌肉均能給予刺激，以消除疲勞，強化肌肉。

而兩手水平廣闊張開的動作，是使用三角肌、棘下肌、菱形肌來運動的，對於消除背部疲勞深具效果。

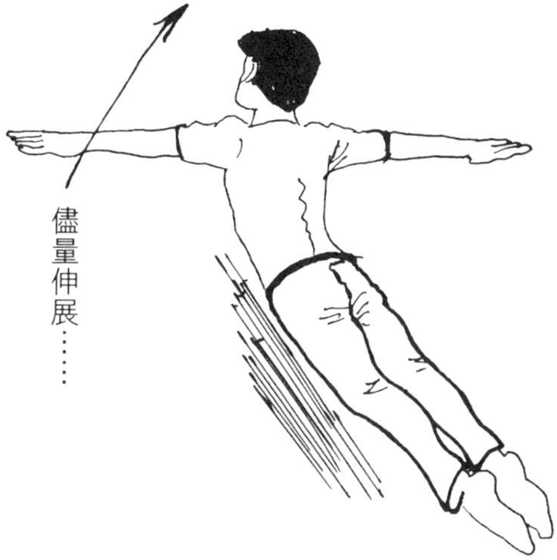

背部的鍛鍊2

【做法】

①俯臥地上，兩手左右水平張開。

②將上體引上。

③儘量地伸展此姿勢。

【注意】

＊睡前作此姿勢，失眠的人就能甜蜜入睡了。

16. 消除背部疲勞的運動⑶——不在乎背部的酸痛將會導致不良後果

長時間坐著寫字，或坐在收銀機上工作過久時，背部上方及肩胛骨與脊柱之間就會感到鈍痛，這是因為肩胛骨上的肌肉酸痛。由於肌肉過分疲累，故脊柱脇部（肩胛骨側）的菱形肌，及肩胛骨上的棘下肌、小圓肌感到疼痛。不只是長時間寫字會如此，例如，女性編織東西，長久坐著固定的姿勢，一部分的肌肉緊張，而阻礙了血液與淋巴液流動，聚集疲勞物質的肌肉就萎縮，變成硬直了。人身體背部及肩胛骨上的酸痛，大都是因為此肌肉萎縮所導致的。

若長此放任不管，就會引起肋間神經痛及上膊神經痛等不良後果，所以，必須要儘量早點消除此處的疲勞。

本節的運動是鍛鍊伸展疲勞萎縮的肌肉（菱形肌、棘下肌、小圓肌），對於治療肩胛骨之間及肩胛骨上肌肉的鈍痛頗具效果。

特別是棘下肌若果硬直，對於常玩棒球、網球等人的手腕有不良影響，為這些運動者的大敵。本節的運動要自己做，或藉他人之助來做均具效果。

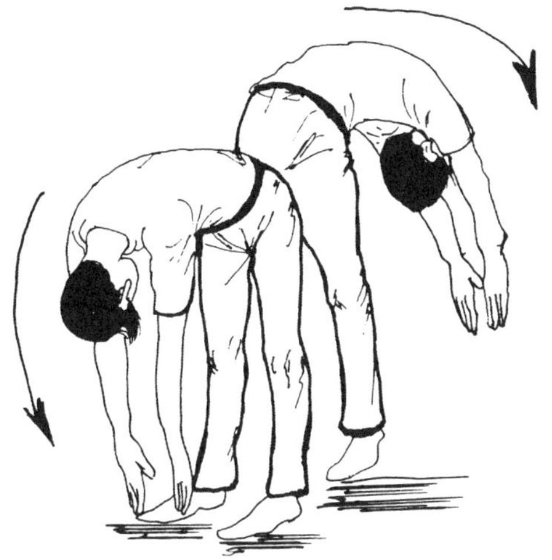

背部的鍛鍊3

【做法】

①兩腳張開站著。

②兩手往上舉，然後上半身往後伸倒。

③這時兩膝絕不能彎曲。

④上半身儘量往後伸倒，再彎曲向前伸。

⑤此時兩手不要用力，任其垂下（反覆做五次以上）。

17.消除腰部疲勞的運動(1)——心勞由腰開始

最近抱怨腰痛的人越來越多，這是三十至四十年前所未有的現象。以二十歲的年輕人為中心來說，實在是激增太多。

關於腰痛，就如後章所述的，有多種原因。但大都是因為姿勢不正而使背肌之力軟弱。

由於背肌軟弱，故腰的負擔加重而易疲勞、酸痛。前面曾談到肌肉全體的疲勞酸痛，有集中於肌肉一端的傾向，故背肌一端的腰部就聚集了所有的酸痛。

此外，昔謂「心勞由腰開始」，神經的疲勞，也出現於腰部了。學生或管理職員的腰痛，有的是由於背肌軟弱，但心勞也許是導致腰痛另一大原因。

我們若一直感到腰部沉重，有被壓制感時，只要左、右轉動腰部，就能解決此沉重感而爽快多了。若能照著本節的運動去做，就能防止腰痛發生。

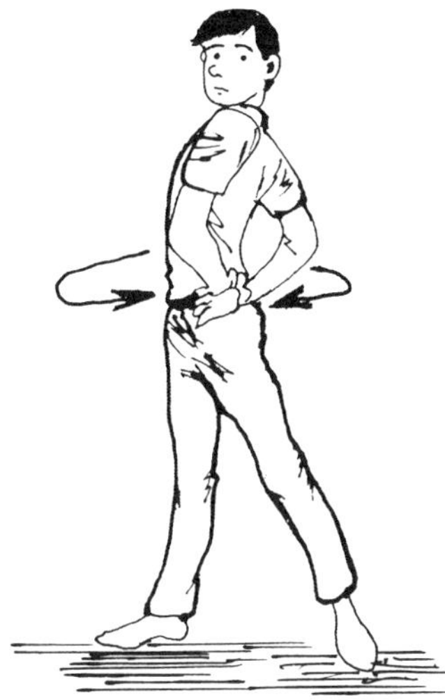

腰的鍛鍊1

【做法】

①兩腳輕輕地張開，站著。

②兩手按於腰部，臉朝向正面，只用腰部旋轉。

③向左旋轉時，右腳尖稍微抬高。

18. 消除腰部疲勞的運動(2)——背肌軟弱會引起腰痛

長時間坐立的職業，如長距離開車的卡車及計程車司機，及女性打字員、打卡員等，腰部疲勞甚劇。

這是因為上半身重量，壓迫從腰部到臂部的肌肉，以致血液流動不暢，另外原因則是，坐骨神經不斷被壓迫。若視而不管，將會導致坐骨神經酸痛。

解決方法是，必須使僵硬的肌肉變鬆，使血液順暢流動。最具效果的方法就是腰部的轉動運動，多裂肌、腸肋肌、仙棘肌等深處的肌肉，均能藉上半身的轉動而恢復疲勞。

做此運動若腰部發出「布基！布基！」的聲音時，此聲音就表示你腰部疲勞的證據。

此聲音是疲勞、僵硬的肌肉被恢復原狀時所發出的，骨骼所發的聲音較少。外行人可能很難區別是骨骼發出的聲音或肌肉、腱所發出的聲音，但只要注意聽，就可辨別出骨骼所發出的聲音較輕脆，而肌肉所發出的聲音較鈍重。

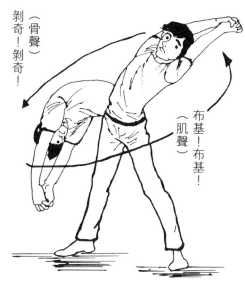

腰部的鍛鍊2

【做法】

①兩手伸到頭上，上半身由腰部用力旋轉。

②盡可能大圈地、慢慢地旋轉。

③身體轉向後邊時再儘量地回轉回來。

【注意】

＊盡可能慢慢地轉動。

19.消除腰部疲勞的運動⑶——腰部的疲勞會在皮膚色澤上出現

如前面腹肌所述一樣，腰部的肌肉疲勞，血液流動不良時，也會出現在皮膚的表面上，長年因腰部疲勞而困惱的人，其骨盆上附近的皮膚變成黑色難看的色澤。當你在洗澡時，由鏡子上可看出其他部份血液流動順暢，但腰部的皮膚呈黑色，則是相當嚴重了。

腰部變成僵硬的人，並非只限於腰部，從腰部到臀部的肌肉，以及中臀肌、大腿肌膜張肌（從腰到大腿外側的肌肉）可能均會變硬。

此外，如足內側、半膜樣肌也可能變硬。

故僅轉動腰部效果就不太大，必須做本節的運動。當然身體硬或軟的肌肉，包括手、足，但最重要的還是腰部。

做本章的運動效果迅速，可利用公司休息的時間配合上體向後轉動的背肌運動來做，即可消除工作的疲勞，使頭腦清新，工作有幹勁。

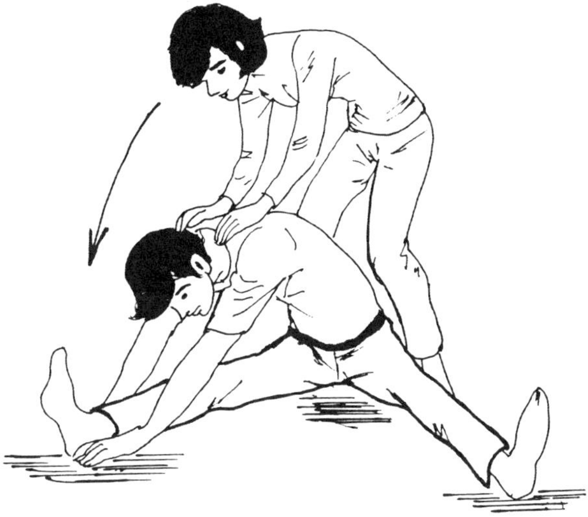

腰部的鍛鍊3

【做法】

①做此鍛鍊者，兩腳張開，膝部伸直坐著。

②輔助者站於鍛鍊者背後，按住鍛鍊者肩部，使自身重量傾向鍛鍊者，上半身稍稍傾斜。

20.消除腰部疲勞的運動⑷——扭腰症大多由於肌肉所引起

最近遽增的「扭腰症」大半並非只是由骨的異常引起，而是由於僵硬的肌肉，急激地被加壓力，導致肌肉損傷所引起的。

因此，在這一連串幾章所介紹的腰部運動，不但能去除疲勞，而且能防止「扭腰」的發生。

做此自我運動，特別是堅硬的肌肉在伸展時會感到疼痛。有些怕痛的人就不太盡力地做，這樣是不會得到良好效果的。

腰部要大幅度向後回轉，自己可能做不好，此運動可藉他人之助來做，不過用力過度時，腰骨可能會疼痛，此點要注意。

除了此法外，另外有一法就是輔助者跨在對方腿上，兩手握住對方脇下，向後引拉的運動法。

此法不但能消除腰部疲勞，對於大胸肌、三角肌的前部，以及腹肌等擴張也深具效果，故可說是一石兩鳥之法。

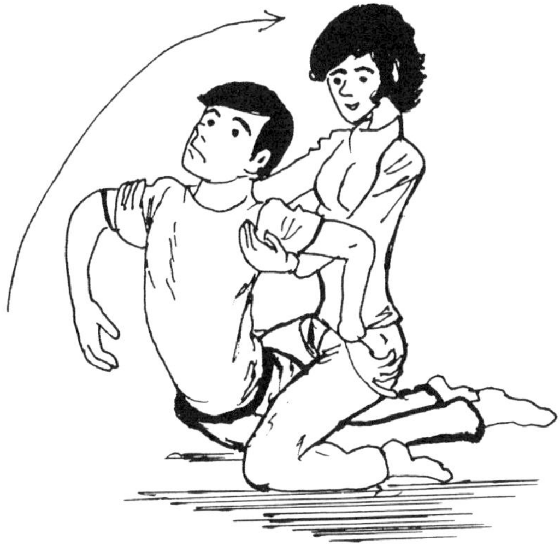

腰部的鍛鍊4

【做法】

①輔助者跨在鍛鍊者腰下之間。

②兩手伸於鍛鍊者脇下，將鍛鍊者上體往後扳。

③或是兩手攫住鍛鍊者脇下用力扳也可。

【注意】

＊不要做得太激烈，一邊看著鍛鍊者的表情來做。

21. 強化腰部的運動——腰是一切動作的基礎

假若人如一把扇，那麼，腰部就是扇軸。無論是坐、站立、步行、跑步所有一切動作，均以腰作為中心。特別是運動員，以腰做為身體中心來活動，腰部是否靈活，為其運動的先決條件。故腰是一切動作的基礎。

例如打棒球，打擊者若不藉腰力的回轉將球打出去，球就飛不遠。而守備若不藉腰力將球接住，就會連續失誤。

拳擊、足球的運動也和棒球一樣。若不藉腰力，攻擊者就無法發揮威力，踢球者也不能將球踢遠。

即使不是運動員，普通的人活動時也須藉腰力。抬著臀部，做用力的工作，可能是造成扭腰症的原因之一。本節的運動，藉著足部肌肉與腰部肌肉的活動，不但能消除疲勞，而且以訓練腰部為中心來活動身體。

做時最初可能不得要領，但慢慢自會精進。此運動也是做各項運動前的準備運動。

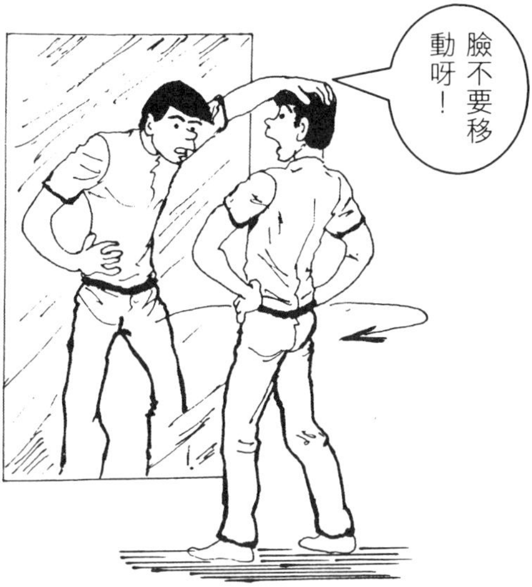

腰部的鍛鍛5

【做法】

①兩腳輕輕張開。

②兩手按在腰部兩邊，藉膝部的轉動慢慢左右旋轉腰部。

③上體儘可能保持不動姿勢。

【注意】

＊對著鏡子臉部的位置，儘可能不要移動來練習。

22.消除足部疲勞的運動(1)——足部疲倦請按摩「足三里穴」

走在平坦的大道上尚不感覺到怎麼樣，但當登上石階或走在上坡路上時，腳步漸漸感到厚重，一段一段的登上實在越來越吃力，簡直是難於登天。

當人登上石階時，腿部抬高所利用到的肌肉，是大腿前面的大腿四頭肌與腹直肌。因此，若感到足部厚重，很難再登上一階；或無法快步的登上車站的階梯，大都是因為此處肌肉疲勞。像這樣的，有些人即使走在平坦道路，稍微走一段路就感到力不從心，更無法持續地跑步了。

要消除此處肌肉疲勞，就必須將萎縮的肌肉儘量地伸展，才能得到效果。大腿前的肌肉以及脛部的肌肉，靠自身來伸展可能不易，所以要旁人協助來做。若除了自己臨時找不到旁人協助時，採取正坐兩腳分開，然後上半身往後傾的方法，也可使足部前面的肌肉得到舒展。

此外，健行途中腳因疲勞難於行走時，有一應急法，就是將手按在「足三里」（灸穴之一，位置在膝蓋的外側下方），按摩指壓，就能使足部清爽。

足三里的壓迫法，係從前禪僧旅途跋涉時，恢復足部疲勞所傳秘法。

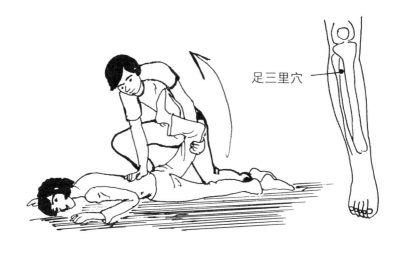

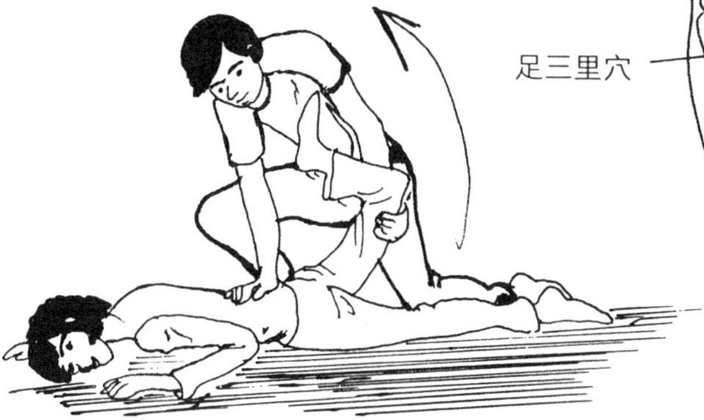

足部的鍛鍊1

【做法】

＊大腿前面的伸展

①俯臥地上，輔助者膝部著地將鍛鍊者膝部往上拉。

②同時輔助者將另一隻手按壓鍛鍊者腰部。

＊脛部肌肉的伸展

①俯臥地上。

②輔助者將鍛鍊者屈膝，再將鍛鍊者腓部（腿肚）強力彎曲。

23. 消除足部疲勞的運動(2)——足部肌肉佔全身肌肉的六十％

想增加體重，必須先增加全部的肌肉，足部的大量肌肉大約佔人體全身肌肉量六十％。有些上半身看起來好像不太瘦，但出人意外地體重卻很輕，大部份是兩腳太細小的緣故。尤其是最近的年輕人均有此傾向。

足部有如此多的肌肉，當然有大量的血液在此流動，假若足部疲勞變僵硬，血液的流動便受到阻礙，因而增加了心臟的負擔。

特別是足部後側的屈肌群。例如，大腿二頭肌、腓腹肌、平目肌等伸展機會很少，因此，許多人容易在此疲勞。

而且足部後側的肌肉若很少伸展的人，站立姿勢及步行姿勢也非常難看，由於足部後側很少直直伸展，膝部一直稍微彎曲，從旁邊看其人站立的姿勢，腰部低下背部圓圓，下顎突出，恰似直立猿人。此種姿勢，腰部負擔太大，因而腰部容易疲勞。

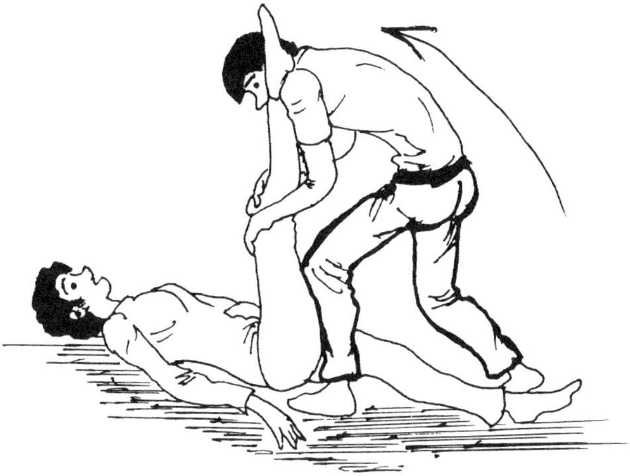

足部的鍛鍊2

【做法】

①仰臥於地，輔助者將鍛鍊者一隻腳舉起，將鍛鍊者足部的腿肚跨於自身肩上。

②兩手按於鍛鍊者膝上，慢慢加壓力。

③然後舉起鍛鍊者腳尖，在鍛鍊者腳尖內側按摩。

④此時斷斷續續的施加壓力（一隻腳各十秒，做二～三次）。

＊入浴時自己的做法

①進入浴缸暖身後，坐在浴缸旁的瓷磚地板上。

②腳後跟不要離開瓷磚，再膝部彎曲，以腿部後側敲碰到地面後又伸直（三十次～五十次）。

24.消除足部疲勞的運動(3)——平時很少利用的肌肉應多加利用

足部內側有恥骨肌、內轉肌群、內側廣肌、薄肌等肌肉群。這些肌肉不但是一般人很少使用，就連職業的運動選手也很少有機會使用。此部肌肉由於缺乏適當的鍛鍊方法，可說是足部最弱的部份，並且容易使肌肉變萎縮、僵硬。通常一般人恐怕很難做到兩腳左右水平分開。

即使做一般體操，也很難解決佔有足部肌肉份量不少的此部肌肉的萎縮。

而足部兩外側的肌肉也是如此，中臀肌、外側廣肌、長腓骨肌、短腓骨肌等由腿到腳尖的外側肌肉均容易變僵硬。

為了防止足部內外側肌肉的疲勞，應多做本節運動方法。

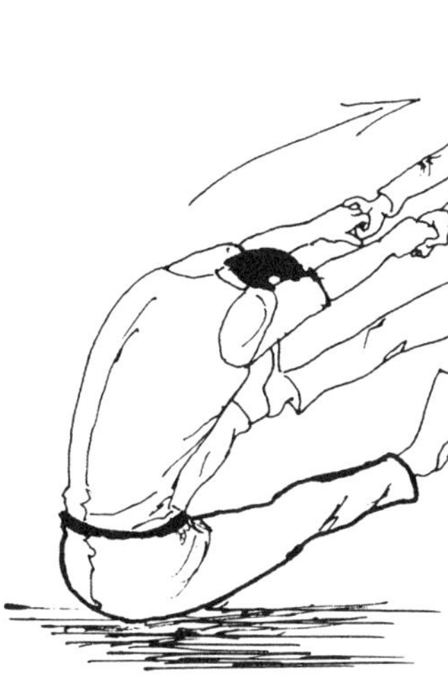

足部的鍛鍊3

【做法】

①二人面對面坐著，腳掌與腳掌合頂在一起。

②兩人手互握，輔助者慢慢地將身體往後倒，將鍛鍊者上體拉上（各做五次）。

【注意】

＊不要做得太劇烈，應該看鍛鍊者的表情來做。

25.消除足部疲勞的運動⑷——足部疲勞時用手敲打會得到反效果

人類的肌肉具有許多的性質，例如用刀咔擦地切開時就會急遽地收縮。足部曾被割傷的人或許就有體驗，當被錐子刺傷時傷口並不大，但被刀子深深地割傷時，傷口附近的肌肉即收縮變成有石榴般大小的傷口。

此外，如容積般大小的肌肉，若由上給予打擊也會具有收縮性質。運動後，由於腿肚疲勞，故由上用手給予敲打，反而使肌肉收縮、僵硬，不知此性質的人為了消除疲勞，而敲打肌肉，只是增加反效果而已。

在疲勞的肌肉上給予打擊，實在是很糟的一件事，不過，輕輕地給予微微的振動，則是不錯的措施。例如，利用「按摩」給與肌肉輕微的震動，能解除收縮肌肉緊張，去除淤血，而消除疲勞。

本節的運動，給與足部輕微的震動，消除肌肉緊張，效果良好。

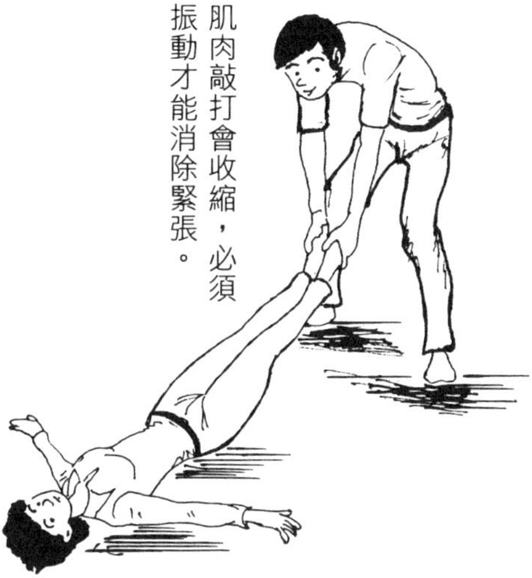

肌肉敲打會收縮，必須振動才能消除緊張。

足部的鍛鍊4

【做法】

①仰臥於地，兩腳伸開。

②輔助者將鍛鍊者腳尖抓住，稍微提升，上下輕輕地振動。

③一直充分地搖動到大腿上為止。（一隻腳各十秒鐘，大約搖動三次）。

【注意】

＊被搖動者，兩腳要放鬆，不能用力。

26. 消除膝部疲勞的運動——膝部疲勞會導致足部疲勞

長時間盤腿坐著，膝部周圍就會疼痛，或是長時間步行後，要登上階梯或走下坡時，膝蓋就顫動著。

疼痛、晃動，這是因為膝部疲勞所造成的。實在說，膝蓋並沒有肌肉，膝蓋只有上腿與下腿間的肌肉腱集中在一起。因此，膝蓋的疼痛、疲勞，會使整個足部疲勞。也就是說，肌肉中間部引起淤血、傷痛時，疼痛大都集中在腱這一方。

例如，長時間盤腿坐後，膝蓋頭疼痛時，用力壓大腿肌肉中間部分時，也會感到疼痛。大腿的肌肉淤血時，另一端膝部也會出現疼痛現象。

轉動膝部的運動，能使膝蓋的關節與包圍關節周圍的韌帶柔軟。進而去除足部整個肌肉疲勞。因此，此運動若能持續地做，你的足部不但會變柔軟，而且能減輕足部疲勞。

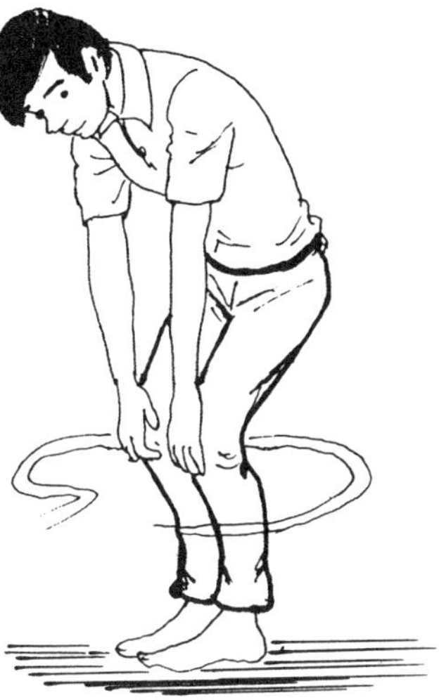

足部的鍛鍊5

【做法】

①兩腳併攏站立，兩手按在膝部。

②兩個膝部慢慢地轉動。

③但腰部儘量不要轉動，只轉動膝部。

【注意】

＊兩腳的膝蓋要緊緊併攏。

27.使腳面柔軟的運動——腳面越柔軟越好

腳面並無肌肉，只有兩條堅固的韌帶，從前的人就很注意如何保持腳面柔軟。腳面若僵硬時，全身的循環就變得不良，幾千年前中國秘傳「導引術」裏，就有介紹如何使腳面柔軟的運動。

腳面是否僵硬或柔軟，很容易判斷，以一隻腳站立，另一隻腳不要用力，搖晃地搖動，即可明瞭。

若搖動時腳尖能描畫成圓狀，就是相當柔軟的證明，若不能如此則是僵硬，腳面若僵硬，則全身血液與淋巴液的流動不良，而且容易疲勞、生濕疹與被蟲咬。若每天做此腳尖轉動使腳面柔軟的運動，濕疹症就能減輕。

在滑雪時腳面與膝部容易挫傷，甚而關節骨折，故在滑雪前必須充分地做此預備運動。

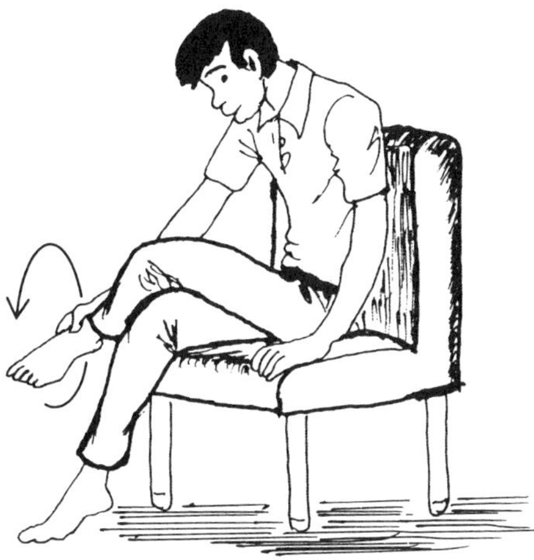

足部的鍛鍊6

【做法】

①坐在椅子上，一隻腳蹺在另一隻腳的膝部上。

②用手抓著腳跟，旋轉腳面。

③內廻轉與外廻轉要旋轉同樣次數，以同樣的要領實施於另一隻腳上。

28.消除背部到腰疲勞的運動——緊張會使肌肉變僵硬

「有時並沒有做些特別繁重的事情，但總感覺有疲勞感」這是最近現代人共通的現象。雖然有時不做事休假一天，但仍毫無效果。其實，這大部分是精神緊張所致，並不是單單靠休養身體就能消除疲勞感。

每日通車上下班，尤其是在擁擠的上下班尖峰時間擠車，冗長的乘車時間，當然容易蓄積疲勞感。這就是造成精神上緊張而導致疲勞感的原因之一。

精神上的緊張、壓力會導致身體緊張，特別是從背部到腰部之間的肌肉緊張特別嚴重。因此，精神緊張所造成的身體疲勞必須解除。尤其是身體背面的肌肉要加以活動，以消除其緊張情勢。此運動就是從足部裏側的肌肉到頭部後邊為止，即身體背面的肌肉全部儘量地加以伸展。

身體儘量地彎曲（儘可能將額頭觸到膝蓋），照這樣地靜止十秒鐘，全身就會發熱，臉部也變紅了。這就是全身血液流動恢復順暢的證據。

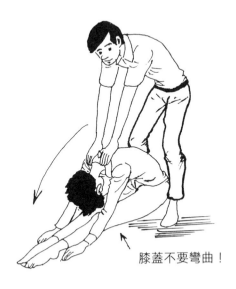

全身的鍛鍊1

【做法】

①鍛鍊者坐著，兩腳伸直，輔助者輕輕地將兩手掌按在鍛鍊者兩肩。

②輔助者慢慢向前推壓鍛鍊者，使其額頭碰到膝蓋。

③被推動者，在彎曲時，吐氣，全身放鬆不要用力。

【注意】

＊身體向前伸時，膝蓋絕對不要彎曲。

29.增強性能力的運動——本運動比食補或精力劑更有效

離婚的人最近越來越多，不僅限於年輕人，連結婚多年的夫妻也常鬧離婚，可能是有些人受不了「家」的束縛，而想自由行動吧！其他原因之一，就是夫妻性生活不協調。

性能力低下與能力衰退，並非只局部限於體內的疾病，與全身疲勞也有極大關係。它不只限於運動後的疲勞，而是自身在不知不覺中因精神緊張的蓄積，所帶來的全身疲勞。

男性一到中年，由於調升為公司課長、經理等職務，隨著責任、地位增加後，性能力也就低下的案例好像不少。

性能力低下時，若能消除以腰為中心的身體疲勞，比食補或用精力劑來得有效多了。

腰、足部內側、背部等肌肉，於房事時的活動均極重要，這些肌肉若疲乏，活動變遲鈍，當然難以得到性的滿足。

本節的運動，能消除以腰為中心的全身肌肉疲勞，能得到增強性能力效果。

全身的鍛鍊2

【做法】

①輔助者與鍛鍊者背對背合在一起。手臂舉起然後抓住鍛鍊者手腕。

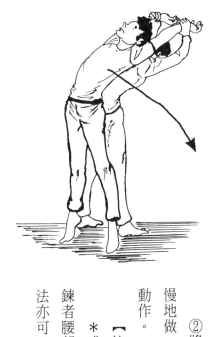

②將鍛鍊者揹起，腰部彎曲，要慢慢地做，效果較好，然後兩方互換背負動作。

【注意】

＊或是兩人躺在地上，輔助者將鍛鍊者腰部抬上，大約十公分再放下的方法亦可。

30.使全身血液順暢的運動——血液不暢是造成疲勞積存的原因

肩酸、背痛、腰痛等，是人類由原本四腳步行的動物，進化成兩腳步行的動物後所產生的現象。

此外，如腳部浮腫、疲勞、心臟病等也是人類變成二腳步行而得到的回報。與其他動物相比，人類的心臟並沒有大多少或特別強固。反之因遭受重力，大量血液必須轉送到身體中。

一直為足部浮腫或疲勞酸痛所困擾的人，大概都是全身血液流動不順暢，因而心臟負擔過重，容易引起疾病。

特別是肥胖、脂肪過多的人，容易患心肌梗塞症。在足部浮腫、疲乏、酸痛過劇時，為了減輕心臟的負擔，使全身血液順暢，若能做身體倒立的運動，效果非常好。

但血壓較高及動脈硬化的人，突然做倒立運動，容易引起腦溢血。這些人可以做仰臥於地，兩腳舉起的運動，效果也很好。

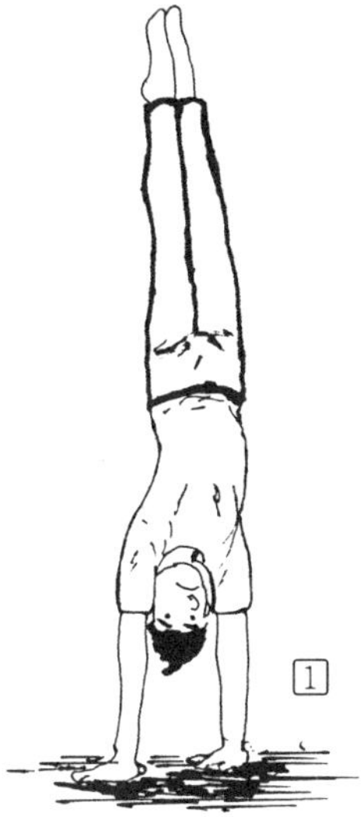

1

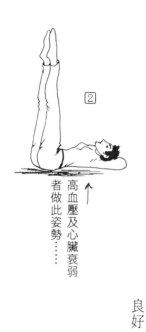

2

高血壓及心臟衰弱者做此姿勢……

全身的鍛鍊3

【做法】

①兩手支撐於地，比兩肩稍寬，做倒立姿勢。

②再慢慢地回復原狀。

③高血壓或心臟衰弱者，可做2的運動。仰臥於地，兩腳高高舉起，效果良好。

31.強化內臟的運動——跑步是很有效的鍛鍊

跑步是一切運動的基礎，特別是長距離跑步，能增加持久力。持久力充滿時，即能增加攝入的氧氣量（肺活量），攝入的氧氣是否達到全身的細胞，由心臟的強弱決定。而跑步就能強化心臟，增加肺活量，以及強化胃腸等內臟。

此外，跑步還能強化足、腰、腕、背部及其他等部位的肌肉。

最近盛行馬拉松式的賽跑，這當然對健康上來說應該是良好的鍛鍊法，但是，無顧自己的體力，一心只想向記錄挑戰，而在烈日下跑步，只會得到損害心臟的反效果，甚且造成不可收拾的悲劇。

在此介紹的是短距離的跑步。不必運動選手，普通的人均可參加的健康跑步，能得到充分的效果。而且有時向橫側跑步，向後側跑步，增加變化，以多利用平時很少活動的足部後側及橫側肌肉。

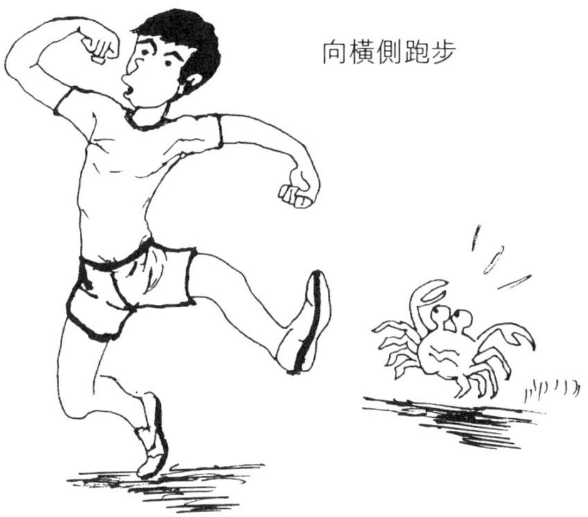

持久力鍛鍊1

【做法】

①三十歲及四十歲的人，由跑五百公尺左右的距離開始。

②每天跑五百公尺，繼續一週後，再增加二百公尺成七百公尺。

③呼吸與跑步速度配合，二次吸氣二次呼氣。

④有時跑向橫側，有時跑向後側，更具效果。

【注意】

＊跑步之後，將身體做倒立運動，能使停滯的血液回復原來狀態。

32.強化持久力的運動——鍛鍊全身肌肉的運動法

最近室內運動大大流行，連室內賽跑的跑道也有了，室內賽跑者也大出鋒頭。對此運動的設施當然是件好事，但還是儘量不用器具來訓練，也能達到鍛鍊身體的效果才是最好的。

在下雨或下雪，戶外不能跑步或天氣過冷時，本節的室內運動能充分發揮與戶外跑步同樣地效果。

提高效果的秘訣在於儘量抬高大腿，使其觸到腦部為止。繼續運動到氣喘，下半身感到變重為止。本運動在鍛鍊大腿前面的大腿四頭肌、腹部的腹直肌、背肌等全身肌肉的鍛鍊。

在跑步途中若遇到階梯，把腳抬高登上，往下，與本運動具有同樣效果。年紀稍大一點的人，若常做本運動，在登階梯時速度也就不會輸給年輕人，能和年輕人一樣地同上同下了。

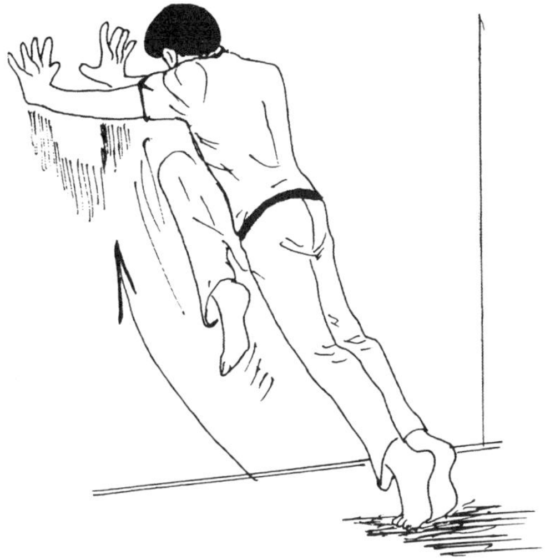

持久力鍛鍊2

【做法】

①兩手按著牆壁，兩腳伸開，如上圖。

②臉部朝向前方。

③一腳抬起，使大腿觸到胸部。

④腿部儘量抬高，速度儘量快些。

⑤以同樣的姿勢，腰部向前傾，身體成弓形狀。

【注意】

＊腿抬高時，頭部不要亂動，背部不要縮，要挺直。

33.鍛鍊敏捷性的運動——日漸盛行的越野賽跑

生活在都市的現代人，好像較缺乏敏捷性。常常有時發生的一些事故，在當時當事者若能行動較為敏捷些，或許就可避免災禍。

愛好棒球、足球、壘球、橄欖球等運動的人，應該再進一步的做做越野賽跑的運動。

越野賽跑並非大堆頭的運動，只要在稍微平坦的場地來運動即可。主要是要有養成敏捷性，使身心活動的環境，即使是人多的大街或熙熙攘攘的商店地帶均無所謂。

一般跑步，都是一味地只顧持久力的鍛鍊，不太注意周遭情況，而越野賽跑，則要眼觀四方，注意周圍情況，有障礙出現時，要當機立斷，飛越而過。這樣自然而然能養成良好的注意力與判斷力，即能具有眼觀四面，耳聽八方的能力。對於從小巷飛出的障礙物均能閃避，應付自如了。

就像棒球選手一樣，因為長久接球，即使眼睛閉著，單聽聲音，也有辦法辨別出球飛出的方向。

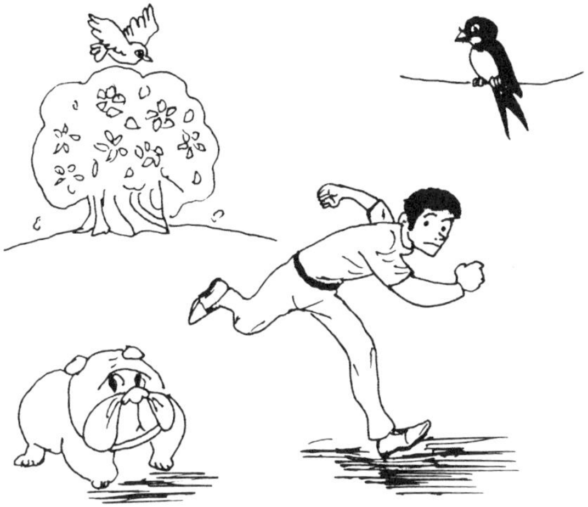

敏捷性的鍛鍊

【做法】

①儘量選擇在原野、公園等地，一邊跑步一邊閃避障礙物。

②若在都市，則穿越人群，及閃避行人的跑步。

③在道路跑步時，要時時注意閃避從小巷中有車輛及行人突然出來。

第二章　肌力的鍛鍊

過分鍛鍊反而產生反效果

在本章所介紹的運動方法，是適於已自信具備有基礎體力的人，或已經過第一章的鍛鍊而恢復基礎體力的人，以及目前在運動團體上活躍的人，為了強化他們的肌力而述及的。

但是，在強化肌力之前有一點必須說明的，那就是強化肌力的目的，是針對運動員的訓練與人們的健康而說的，因此，所介紹的強化法施行後，並不一定能和健身院所鍛鍊的一般，變成肌肉大大隆起，虎背熊腰般地健美體格。

在健身院鍛鍊體格，若是以做為一個良好的運動者為目標，肌肉過分隆起發達反而不適當。

以棒球投手而言，具備一位優秀投手的條件為細長、柔軟的肌肉，很多投手均符合此條件，其非凡的投球才能與技術為眾所公認。

由此例證可知，他們決非肌肉隆起，虎背熊腰型的人物。並且他們的肩部與頭部與其他選手相比，反而較纖細。

肩部，特別是三角肌前部特別發達的投手，在投球時，振動速度較鈍，故變化球威力就較差了。

通常一般運動選手的肌肉較普通人發達，但是，也決不會給予人粗大、勇猛的感覺。

對所有的運動而言，推力比拉力更重要，向前出的推力往往是決定勝負的關鍵。

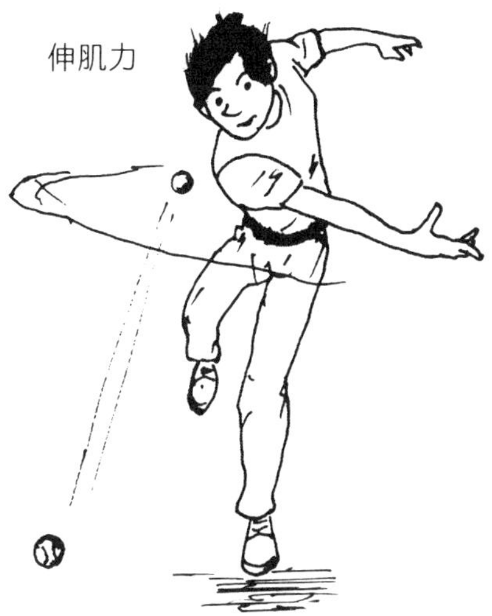

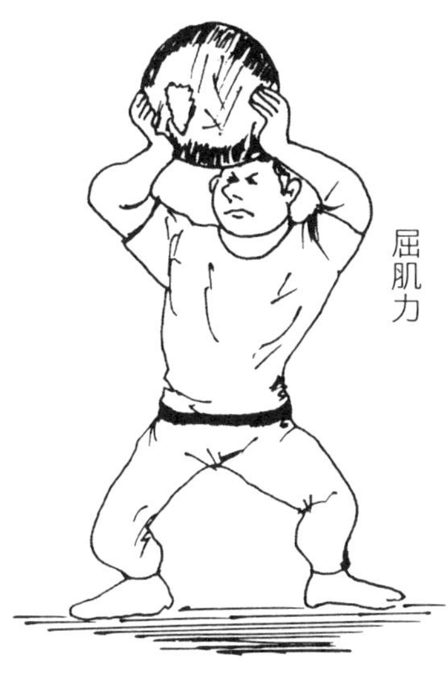

拉力即是屈肌群的力量，屈肌群無論如何鍛鍊，在運動上來說發揮的功效不太大，當然並非決無效用，只是從推力用力的伸肌群的平衡上來看，伸肌群若不好好鍛鍊，在運動上就不會出色。

通常我們說「那個人力量很大」大都指他的屈肌力而言。但屈肌力過分時，反而不太好。

前章曾談及，人在緊張時身體會變僵硬，因而屈肌力過大時，反而不能隨心所欲的活動。這不僅是肌肉的問題，與精神問題也有關，對一位運動員來說，伸肌群力量的鍛鍊要比屈肌群力量的鍛鍊重要得多了。

此外，本章儘量不指示運動的次數。

第一個理由是，不知道你從事肌力的鍛鍊現在已達到何種程度了。這樣對於不同出發點的人來說，若指示同樣次數也是無用的。

不指示次數的另一種理由為肌力的強化，要看個人與自身精神力來奮鬥。做一百次之後，就向一百二十次挑戰，達到一百二十次後，又以一百五十次為目標。這樣超越限界來做，就能達到鍛鍊的目的。

若是今天因手臂鍛鍊太過分了，翌日當然手臂會痛，此時若想「今天因為手臂疼痛，就減少鍛鍊的次數吧！」那麼，再鍛鍊幾年也無法達到強化肌肉的目的。

既然以強化肌肉為目標，就應該忍受任何痛苦，這樣對於身體與精神的平衡來說也有極大益處。

1. 強化頸部的運動——頸部衰弱的運動員毛病多

頸部附近有胸鎖乳突肌、斜角肌、舌骨肌、僧帽肌等部的肌肉。這些肌肉控制頸部複雜的活動，頸部衰弱的運動員，容易出毛病。

與頸部肌肉強弱有關的運動雖不多，但足球、橄欖球等運動，若運動員頸部衰弱，容易引起「鞭打症」（汽車事故等頸部受到衝擊損傷的症狀）。為了預防任何事故的發生，頸部有鍛鍊的必要。

不熱衷運動的人，此處頸部若衰弱，也容易引起「鞭打症」，最近因車禍事故的發生，而引起鞭打症的人均是頸部衰弱的緣故。

尤其是運動時，頸部要時常轉動，以注意四面八方的動向，因此，不但第一章所介紹的頭部鍛鍊要徹底去做，而且更積極地要做本節所介紹的運動。

此外在就寢前，介紹一個簡單的方法，就是仰臥床上，用兩手將頭部舉起，維持此一姿勢。此方法是鍛鍊胸鎖乳突肌，因為此處的肌肉較難鍛鍊，補助此法，以得到更好效果。

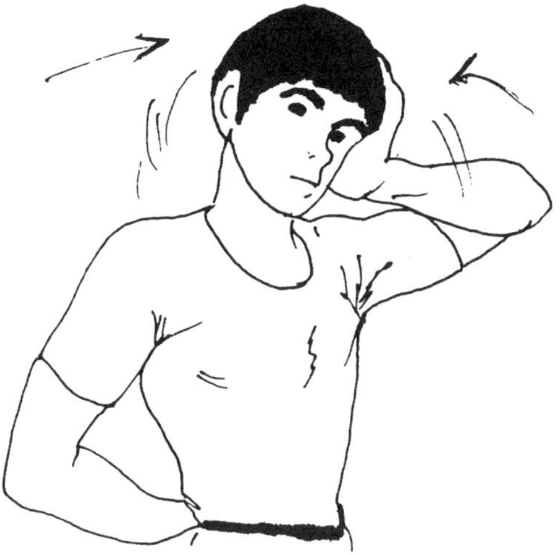

頸部肌肉的鍛鍊

【做法】

①用左手手掌按撐在頭部左側。

②頭向手掌方向用力。

③手掌與頭部方各用力五～六秒，然後維持原來姿勢，放鬆力量（五～十次）。

④前後左右以同樣姿勢反覆地做。

【注意】

＊最後搖動頭部以消除疲勞。

2.強化肩部的運動——肩部的力量是一切運動的基礎

粗壯的肩部是男性充滿魅力的地方之一。肩部並非光是充滿魅力而已，肩部的力量是游泳、柔道、棒球、網球及投擲運動等一切運動的必要條件。因此，肩部力量可說是運動最基本條件之一。

肩部運動的肌肉，是以肩關節外側的三角肌為主體。上腕骨與肩胛骨相互連繫著，因此，上腕才能前、橫、上、後活動。除了運動外，提重物時，也須此處的肌肉力量。身為男子有鍛鍊此部肌肉的必要。

在前章曾談到肩部三角肌過分發達時對棒球投手來說反而無益，但一般人則不必擔心三角肌的過分發達。

本鍛鍊方法為手持兩、三公斤的重物，手肘伸直，分為向前、向後，與橫側方向。

三角肌是面積較廣的肌肉，光是一個方向來訓練是不夠的，所以，才分為前、後、側三個方向來活動鍛鍊。

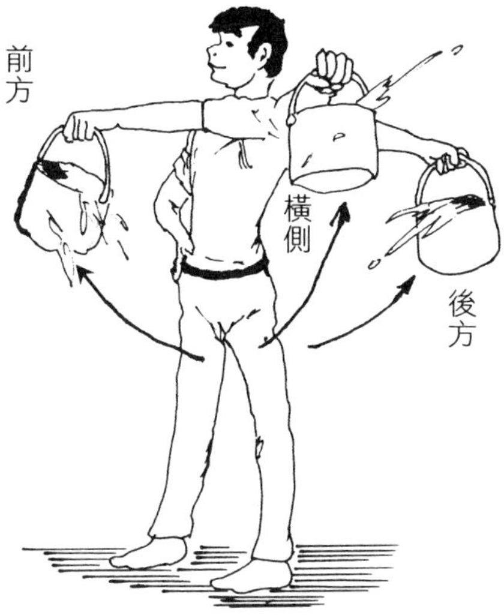

肩部肌肉的鍛鍊

【做法】

①一隻手持著重物，手臂伸直。

②以此狀態，分為前方、橫側、後方三個方向，手臂均呈水平狀。

③另一隻手按在腰際，上體固定不要移動。

【注意】

＊本運動完全是手臂在動。上體若移動、彎曲效果就不太好。

3.增強臂力的運動(1)——上臂三頭肌柔弱力道的速度減慢

由伸肌鍛鍊比屈肌鍛鍊更重要的觀點來看，手臂中必須要鍛鍊的是上臂後側的上臂三頭肌。上臂三頭肌的肘關節若伸展發生作用，其力就是向前方推出的力量。

由各種運動看來，手臂的伸展是運動極重要的因素。

例如，投擲運動如擲標槍與鉛球，由手中將標槍與鉛球推出，手臂聚集的力量速度與加標槍、鉛球的速度有極大的關係。

此外如游泳，在游蛙式與自由式時，撥水的手臂若彎曲，速度就不快。撥水前進，手臂直伸的力量就是出自上臂三頭肌之力。

而且通常一般人若鍛鍊此運動，能防止手臂的疲勞與肩酸。

鍛鍊上臂三頭肌有許多種方法。第一章所介紹的方法除了消除疲勞外，若能增加鍛鍊次數，對於增強臂力也很有效，在本節所介紹的方法是手臂伏地挺身。

做此運動要細心用力的做，不要漫不經心，特別是手臂伸展，身體要起來時，要有意識地極快起來，這點是很重要的。做此運動若能做三十～四十次，表示有相當的肌力。能繼續下去，經過一段時間後，再於肩上加上重物，做同樣的運動。

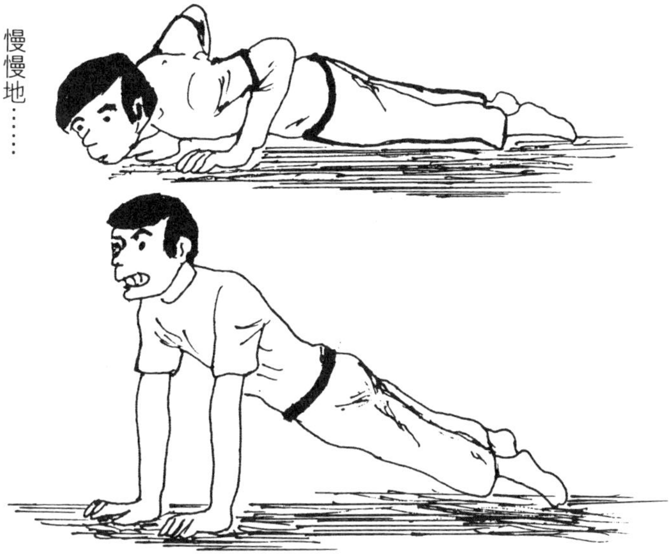

上臂三頭肌的鍛鍊

【做法】

①俯臥，兩手撐地，做伏地挺身姿勢，身體低下時，儘量慢慢地低下。

②身體低下，以使胸部碰到地面為止，然後保持此姿勢二～三秒。

③起身時，手臂盡可能伸直，迅速地起身（反覆做三十次）。

④做三十～四十次後，仍神態自若時，可進一步將砂袋背負背上，做此動作。

【注意】

＊以慢慢放低身體，起來則迅速起來為原則。

4.增強臂力的運動(2)——臂力的強弱由上腕二頭肌來決定

上腕二頭肌是手臂彎曲時活動的肌肉。通常臂力的強弱，指此部肌肉的強弱。

上腕二頭肌是人日常生活中經常使用的肌肉，當然任何人此部肌肉均較發達，也較有力。有人或許認為沒有再鍛鍊的必要，但既然我們要鍛鍊上臂三頭肌，為了求得平衡，也有鍛鍊上腕二頭肌的必要。

最初手上可拿二～三公斤的東西，然後做屈伸動作。肘部彎曲時慢慢地彎，伸展時則大大地伸展。人的手臂因有人慣用左、右手的區別，因此，慣用的那隻手做起來可能較輕鬆，而不慣用的那隻手做起來則較吃力。

這在運動上也是時常發生的現象，如左撇子投手等。故慣用的手臂那一方不可做過多次數。

為了求得平衡，例如像心與身、伸肌與屈肌等的平衡，所以，左手也必須平衡才行。

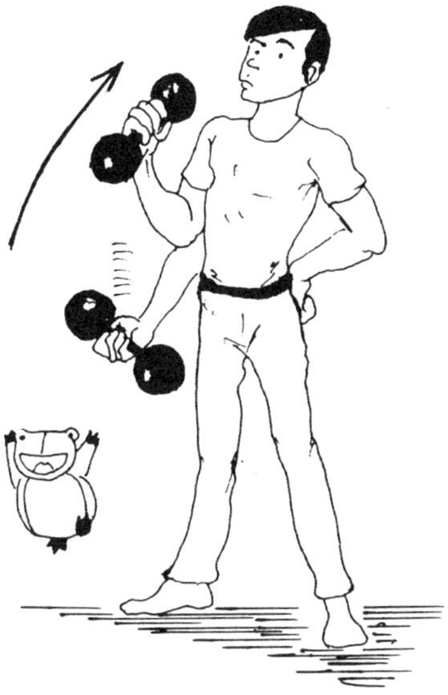

上腕二頭肌的鍛鍊

【做法】

①上臂固定，手持二～三公斤的啞鈴。

②然後手肘屈伸。

③手肘彎曲時儘量彎曲。

【注意】

＊左、右手必須同樣的次數。

5.鍛鍊厚胸的運動(1)——胸部薄板的人需要鍛鍊

胸肌是覆蓋人體上半身上部的左右一對肌肉。主要的作用在於肩關節的內旋，這也是屈肌代表的一種。屈肌若過分發達，身體的收縮力變強，雖然對於運動員來說並沒有多大功效，但仍有鍛鍊至某一程度的必要。

胸部若如薄板，而想要鍛鍊成厚胸，以增加男子漢氣概的人，在此向你介紹簡單易行的方法。

兩手持著東西（如厚書）仰臥於地板或床上，兩手伸張或合攏於胸上或頭上。儘量做各種角度的合攏或伸張。由胸肌上部至下部，均徹底地伸展活動。

在手臂左右伸開時，手不要完全碰到地板。即持重物的兩手，若不靠胸肌來支撐，效果會減半。

最初運動時可能還有辦法做到，但等次數多了，漸漸疲勞時，手臂再舉起時手肘就彎曲了。

此時胸肌的力量低下，手肘彎曲，這是自然的反應。這樣效果就不太好，故即使疲勞時手肘也不要彎曲，這一點要注意。

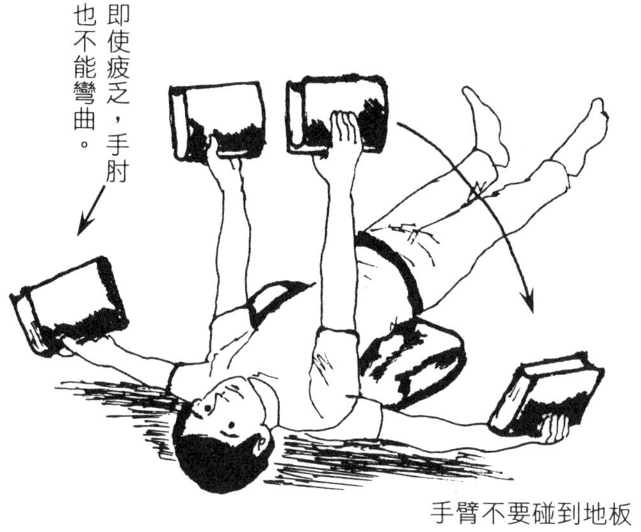

胸肌的鍛鍊1

【做法】

①仰臥於地板。

②兩手各持二公斤重的東西（如厚辭典）。

③兩肘伸張，兩手左右伸張或垂直合攏。

④兩手伸張或垂直於頭上、胸上、腹上等各種角度。

【注意】

＊兩臂伸張時，手臂不要完全碰到地板。

＊如在床上，可將小棉被折為二，躺於其上來做。

6.鍛鍊厚胸的運動⑵——屈肌若鍛鍊過分會得到反效果

胸部肌肉分佈較廣大，故單靠前節的鍛鍊還不夠徹底將全胸肌的肌肉鍛鍊到，因此，除了用手臂左右伸張、垂直的運動外，也有上下移動的必要。

同前節一樣仰臥於地板或床上，兩手持物，此時兩手向前或向後伸張，通過頭上為止。但手肘仍然不可彎曲，向前伸張時通過腹部為止。此種反覆的動作，儘可能次數增加些。

變換各種角度，手臂的左右及上下運動，使整個胸肌均能鍛鍊到，以達到強化效果。而且胸肌的鍛鍊連帶的背肌、腹肌也鍛鍊到。但此部的肌肉除摔角、柔道等特殊的運動外，很少有鍛鍊到的必要。

做本節的運動後，不要忘了也須做其他伸肌群運動，以得到平衡。

最初做時，不要利用太重的物品，這樣會得反效果，手肘及胸肌也會疼痛。最初做時，最好利用重量較適當的東西，增加次數來做。

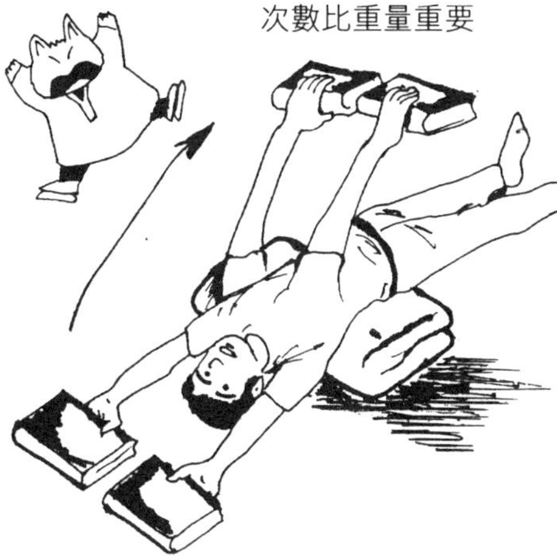

胸肌的鍛鍊2

【做法】

①仰臥於床上。

②然後兩手持物，兩手伸張向後過頭部。

③手肘不要彎曲，兩手伸張過腹部（三十～四十次）。

7.強化腹肌的運動(1)——腹肌強壯能保護內臟

腹部是消化器官系統進入的重要場所。僅有腹直肌、內外斜腹肌等三重肌肉固守著。如腦部有頭蓋骨、心臟，胸部有肋骨等堅硬的骨頭護著，只有腹部例外。

但腹部若有骨骼，上半身彎曲或旋轉時，也就不自由了，可說造物者造化人類之妙吧，因而腹肌群也就擔負了極重要的護衛任務。

在青少年打架互毆的事件裏，常發生重打腹部以致內臟破裂死亡的不幸事件。這就是因為腹肌的力量薄弱，無法經得住打擊。

不管運動與否，腹肌是有鍛鍊必要與價值的。

鍛鍊腹肌的方法，普通人不可像職業摔角們，利用球棒打擊腹部或將鐵球落於腹上的方法，因為這樣容易受傷。

在第一章裏所介紹的腹肌鍛鍊，應儘量地多做，若能做五十～六十次後，下次再將啞鈴持於兩手，充分地鍛鍊。

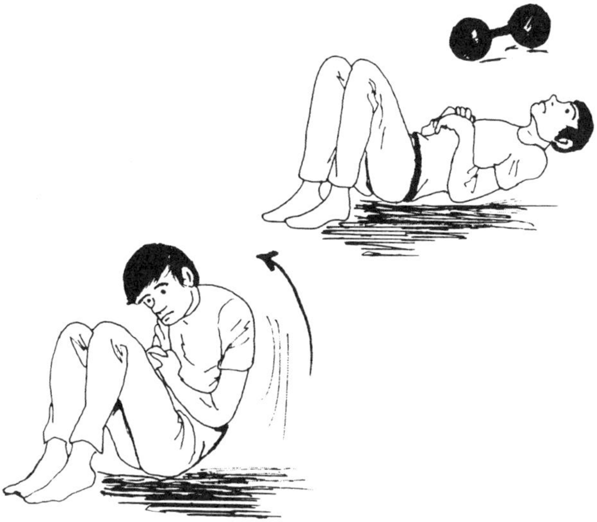

腹肌的鍛鍊1

【做法】

①仰臥於地板或床上。

②兩手按於胸部，膝蓋彎曲，然後上體起來。

③繼續做五十～六十次後，兩手持啞鈴，仍做此運動。

8.強化腹肌的運動⑵——肉塊多表示腹肌強壯

有些職業棒球隊在訓練時，必須在背部背負砂袋做腹肌運動，某教練背負四公斤的砂袋，能做一百八十個腹肌運動，實在令人吃驚。由此可見人類也能接受鍛鍊的耐力了。

做此腹肌運動經過一段時期，腹肌變強後，腹部的表面肌肉會呈隆起的肉塊，越強則肉塊的數目越多。

例如，泰國拳的選手，腹部用力時，就會出現五、六段的肉塊，此稱為「腱肌」，肉塊的段數越多，表示其腹肌的能力越強。

由仰臥狀態再上半身起來的運動，對鍛鍊腹肌下部具效果，但為了同時鍛鍊上部，必須仰臥，而兩腳稍微伸高，腳跟離地板或床十公分左右，做此靜止狀態，深具效果。

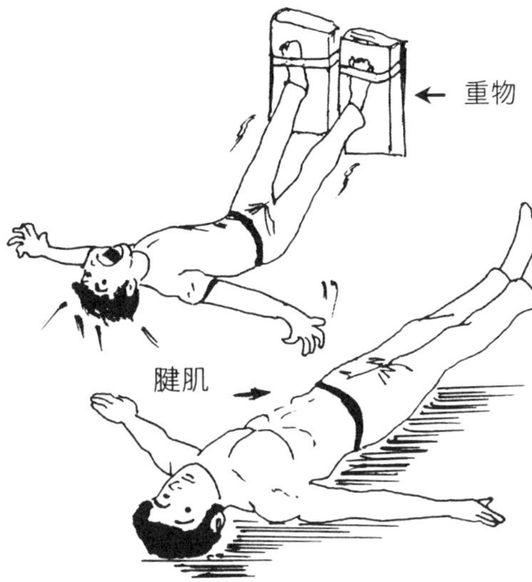

腹肌的鍛鍊2

【做法】

①仰臥於地板或床上。

②兩腳伸直，腳跟伸高離地約十公分，做此靜止狀態。

③若此姿勢習慣後，在腳跟綁上重物，同樣做此姿勢。

9.強化背肌的運動(1)——背肌強的人肺活量大

結實粗壯的背部，望之儼然如雄糾糾氣昂昂的男子漢，實際上也是如此，身體強壯有力的男人，大都是背肌經過鍛鍊的人。

世運會上，不難發現所有參加競技的項目選手中，划船選手的胸圍最粗，而且肺活量也最大。一般我們均認為胸部前面的胸肌發達的人，胸圍也一定很大，其實不是這麼一回事。

所以，不厭其煩地強調應該鍛鍊背肌實在是有理由的。因為划船選手比那些胸肌發達、胸部隆起的舉重、摔角選手肺活量大，精力更旺盛的事實也擺在眼前了。

因此，若要鍛鍊背肌、擴大胸圍、增加肺活量，使精力旺盛，划船運動倒不失為一個好辦法。

本運動法與划船運動類似，為兩腳伸直坐著，鍛鍊伸展背筋，上體前後屈伸的運動，利用擴張健身器材鍛鍊。

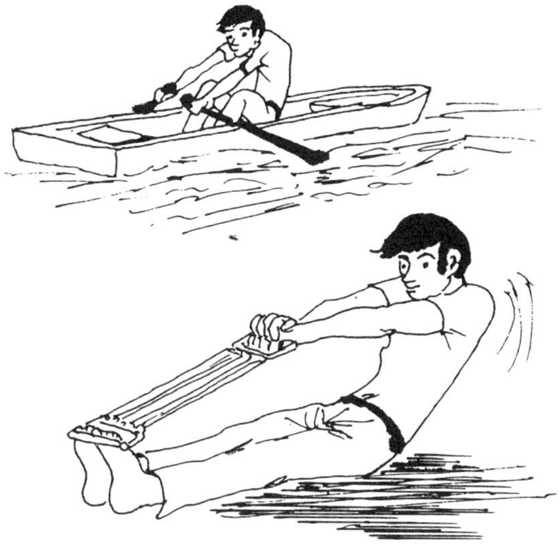

背肌的鍛鍊1

【做法】

①坐著，兩腳伸直。擴張器一方用腳尖拉著。

②兩手拉著擴張器另一方，像划船似的，拉向後方（三十～五十次）。

③在牆壁上將擴張器一方固定、釘牢。

④另一方用手拉著，手臂不要彎曲背向拉著。

⑤若無擴張器，可用彈性較強的橡皮筋若干條綁在一起來使用。

10. 強化背肌的運動⑵——背肌強的人精力旺盛

當人身體狀況良好時，一定是挺胸、抬頭、腰背直立，發出的聲音鏗鏘有力，一副精神飽滿狀。

但是，當抱病在身或身體過度疲勞時，情況就不同了，氣力衰退，彎腰駝背，下顎突出，發出的聲音氣若游絲，目光黯然，一副無精打采樣。

任何人一定有此經驗的，應多鍛鍊背肌、矯正姿勢，使呼吸的氧氣量增加，使身體充滿活力。

可利用舉重桿（鐵輪、石輪均可，但不要過重）來鍛鍊背部的肌肉。

立舉是舉重時常做的姿勢，其功用僅在強化肩部及手臂肌肉，要多做臥舉以鍛鍊背肌。

仰臥於地，兩手舉著舉重桿於胸前，慢慢地反覆舉上舉下。

若無舉重桿，可將小孩當做舉重桿來練習，兩手抓住小孩舉上舉下，這也是另一妙策，不但藉此可和小孩玩耍，另一方面又可鍛鍊自己身體，可說是一舉兩得。

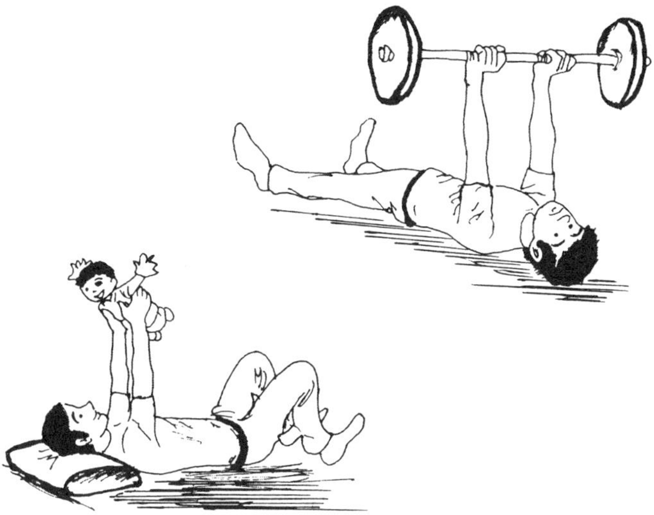

背肌的鍛鍊2

【做法】

①仰臥於地，兩手舉著舉重桿至胸前，慢慢地反覆舉上舉下。

②若無舉重桿，可用小孩來代替，一邊和小孩玩樂，一邊又可鍛鍊身體，方法與①相同。

11.強化背肌的運動③——運動勝負的差距在於背肌力

從運動觀點看來，西方人與東方人相比，體型方面的確是相差懸殊，身高與體重的差距那是不用說的。

另外，差距更大的就是決定運動能力的背肌力。

東方選手要想在國際運動舞台上展露頭角，必須加緊鍛鍊背肌，或許將來能在世界的舞台上與西方人一較長短。

背肌鍛鍊的第三種方法，是不必固定足部的腹肌運動。因此，做了此運動後，不僅可鍛鍊腹肌，而且從背部至腰間的肌肉，也都會變得強而有力。

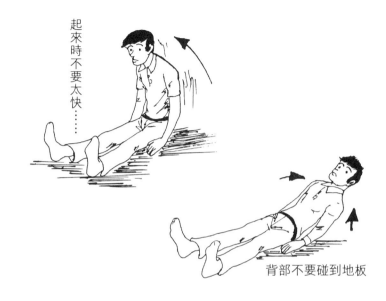

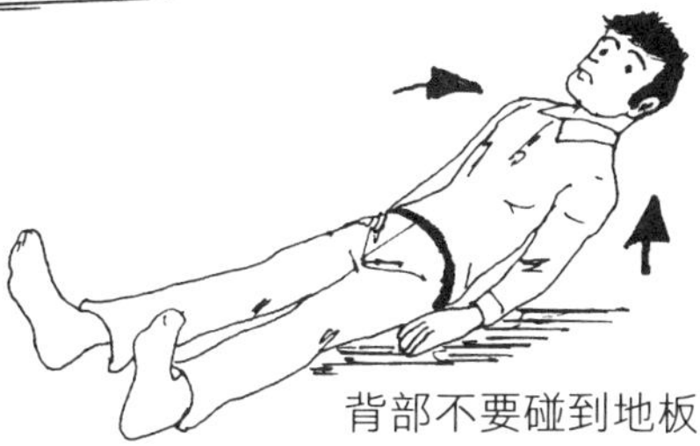

背肌的鍛鍊3

【做法】

①仰臥於地板或床，兩腳伸開。

②慢慢地使上體起來，切記不要太快地起來。

③上體向後倒時，此時背部要離地五公分左右。

12.增強腳力的運動(1)——腳部強健身體會變年輕

有人說「身體的衰老是由足部開始」，有時覺得自身還很年輕，等到有一天突然發覺腳不行了，才知道自己已漸漸衰老了。因此，假若腳部保養好，即使年紀大了，或許還能自誇身體還是健朗、年輕的。

足部的屈肌與伸肌的配置相反，與上半身不同，伸肌主要為大腿前面的大腿四頭肌，大腿四頭肌的鍛鍊可模仿野外兔子的跳躍來做。室內鍛鍊可介紹另一種順便鍛鍊腹肌的一舉兩得法。

仰臥於地板或床上，兩足伸直上升，足尖上放上重書。大約與地上距離三十公分左右，儘量保持此姿勢久一點。

此方法與鍛鍊腹肌時相同，所以，鍛鍊腹肌也可利用此法。另外，32.節所介紹的持久力的鍛鍊法也可適用於腳力鍛鍊，讀者可多做練習。

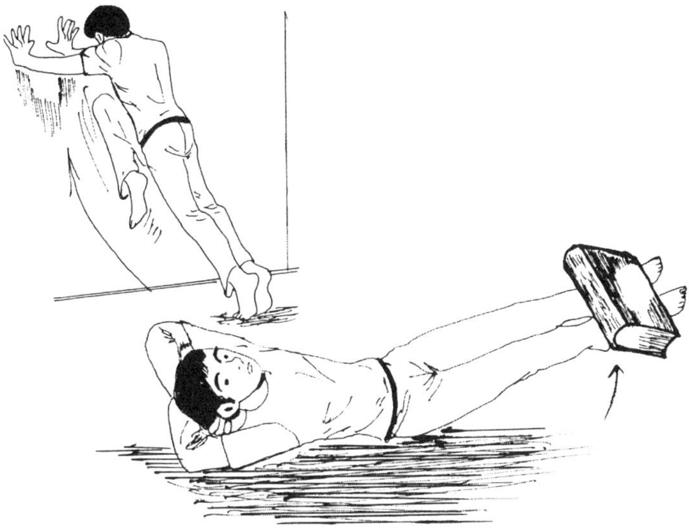

大腿前側肌的鍛鍊法1

【做法】

①仰臥於地板或床上，兩腳伸直，在腳尖放上重物如厚書。

②兩腳抬高，與地板距離約三十公分，儘量保持此姿勢久一些。

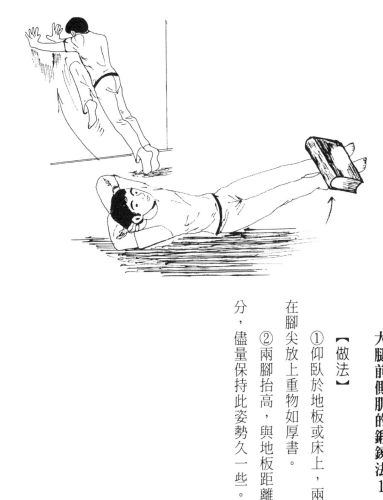

13.增強腳力的運動(2)——使肌肉達八十%負荷，肌肉能更發達

肌肉並非過度鍛鍊就會越發達。

若超過限度的鍛鍊，反而會僵硬而且收縮。每天從事勞力工作的人，他們的肌肉所以不發達，就是因為肌肉的負荷量過大。

要使肌肉發達，僅能使肌肉達到最大限力的八十%負荷。而次數也因肌肉的負荷情形而定。

當然重量有時也因部位而異，例如足部的負荷，可做八～十次的運動，而不感到疲勞。

有時做後立刻感到疲乏的運動，僅能做五次，過多的話肌肉就不堪負擔，而有的運動則可達到二十次也不過分。

要鍛鍊腳的伸肌有一法，即將較輕的舉重桿（若沒有舉重桿，可用重背包，內裝厚書來代替），放於肩部，膝蓋彎曲。

此時兩膝儘量不張開，兩腳蹲下。持續此動作，可強化兩腿內側的內轉肌。但上半身要直立，不能彎曲，以達到鍛鍊腰部至背部肌肉的效果。

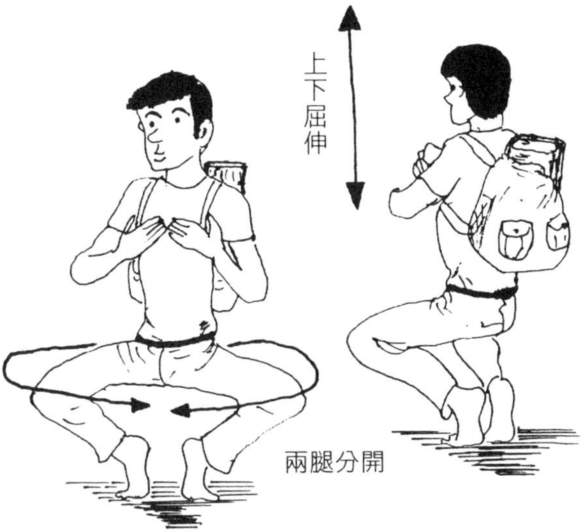

大腿前側肌的鍛鍊2

【做法】

①兩膝靠攏，站著。

②肩上背負重物（在背包內放厚書即可）。

③上半身直立不要前傾，然後膝蓋屈伸，蹲下再站起。連續重複此動作。

④第二動作兩膝彎曲，兩腳伸開，蹲下。兩腿開閉。

⑤或是學螃蟹狀似的兩腿分開，蹲下以強化外轉肌（儘量反覆做）。

14.增強腳力的運動(3)——即使職業運動選手大腿二頭肌也很弱

足部後側的肌肉，在大腿裏側膝蓋關節彎曲時發生作用，稱為大腿二頭肌。

由於此部肌肉位置較偏僻，因而很少為人注意與鍛鍊。因此，即使職業運動選手，此部的肌肉也很薄弱。

此部肌肉的鍛鍊同時仰臥於地板或床上，兩腳伸高，腳與上半身成直角，保持此姿勢。

若大腿三頭肌僵硬收縮時，腳就伸不高，可藉第一章所述的運動消除疲勞，直直地成直角姿勢是很重要的。

除了兩腳伸高與上體成直角外，為了要強化此處的肌肉，必須在伸高的腳上放些重物，施行膝部的屈伸運動。當腳伸展時，足部後側的肌肉使之聚集，慢慢地一遍一遍伸展。

屈伸運動達到某程度之後，可將膝部完全伸展，藉伸展的腳面來支持重物的重量。本運動對於強化大腿二頭肌很有效。

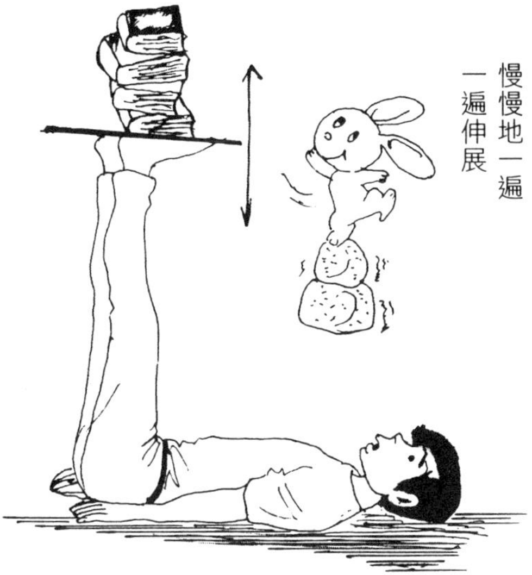

大腿後側的鍛鍊

【做法】

①仰臥於床，兩腳合攏升高。

②膝部不要彎曲，兩腳伸高與上半身成直角。

③兩腳裏側放上重物，做膝部的屈伸運動。

④慢慢地伸展到一程度後停止。

⑤仍然做成直角姿勢，以腳支持重物一段時間(重物大約十五公斤即可)。

15.強化腳板的運動——僵硬的腳板毛病多

在第一章曾說明過，腳板並沒有可以鍛鍊的肌肉。在關節上只覆蓋腱與韌帶。因此，鍛鍊腳板就是要使腱與韌帶柔軟。

腳板受傷大部分是韌帶的損傷，很少是因關節骨本身的疼痛。為了防止事故發生的損傷，關節上的韌帶必須保持柔軟。

假若韌帶失去柔軟，這就是身體老化現象了，十歲多的兒童，腳板可做任何角度的彎曲，但六、七十歲的人，其韌帶則是僵硬的。容易擰傷或挫傷。

有些人雖然年輕，但若身體僵硬，韌帶也一定老化了。因此，腳板若變僵硬，對於人體將產生不良的結果。

在某程度的水壓內，腳板藉著抵抗水壓，咕嚕咕嚕地回轉，就能使韌帶變得柔軟。

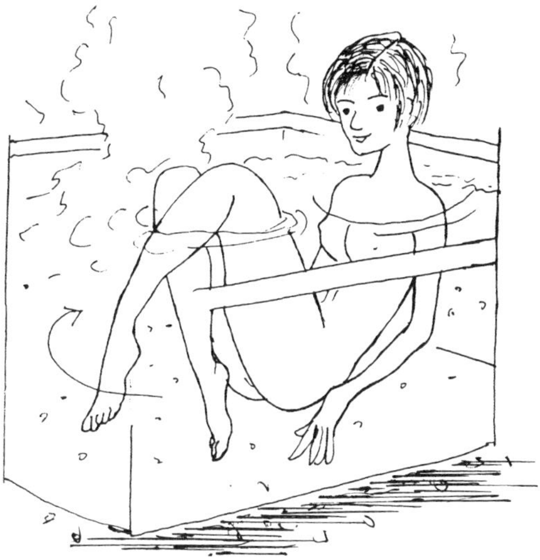

腳板肌肉的鍛鍊

【做法】

①進入浴缸內，手不使用，單用腳板在水中咕嚕咕嚕地旋轉。

②若腳板實在太硬不易轉動，才可用手來幫助腳板的旋轉。

16.強化足部彈性的運動——最有效果的鍛鍊是跳繩法

足部的彈性是以足部的伸肌為中心，假若彈性不強，跳躍就不高。特別是以跳躍為主的運動，如跳高、跳遠、三級跳等，此外如籃球、排球以及拳擊、鉛球、鐵餅等運動，腳部彈性特佳是必備條件之一。

還有短距離比賽的衝刺，足部的彈性要強，均是不可或缺的條件。鍛鍊足部的彈性最有效果的運動就是跳繩。

只是一個人跳，效果不高，而且在堅硬的水泥地上跳躍，膝蓋關節容易疼痛。建議各位不妨模仿小孩子們玩跳躍的方法來練習，並且可和小孩們一起玩。和小孩一起玩跳躍，對大人身體的鍛鍊不僅得到了好處，而且小孩子們不知不覺中也鍛鍊了身體。只是最近這種跳躍法漸漸很少人玩了。

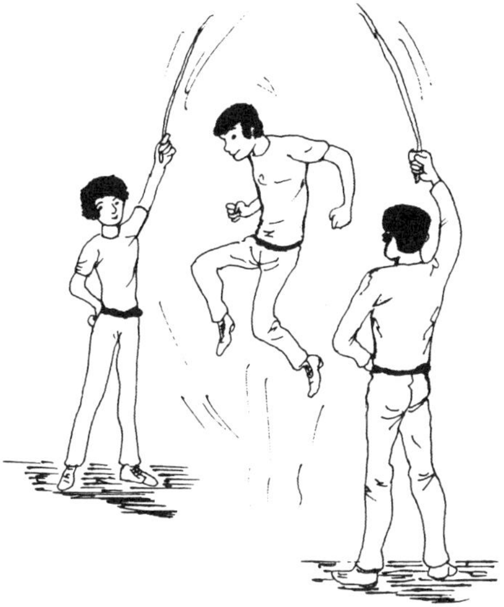

足部彈性的鍛鍊

【做法】

①二人各持跳繩一端，左、右地旋轉。

②跳的人做向前、向横側、向後方跳躍的動作。

③跳繩儘量提高，而跳的人儘量跳高些。

17. 強化全身肌肉的運動——平衡地鍛鍊身體

到此已陸續地介紹全身各部的鍛鍊法。

但眾所周知，人體各部均有關連，所以，事實上做運動時全身一定會活動到，例如，鍛鍊手臂，並非單是手臂會得到效果而已，廣而言之，全身均與手臂的活動有關。即使小部分的活動，均會廣泛地影響到全身。故本運動即以此意味，使全身肌肉活動，達到鍛鍊的目的。

全身的肌肉要各部平衡發達，不能偏顧一部分，否則會變形發展。

本運動的做法，要靠平時各部均已鍛鍊至一水準後才能做，例如，兩手平衡張開，若非靠強大的背肌力，無法做到，身體某一部肌肉若鍛鍊不足，則生出弱點，就無法做本運動了。故本運動不適合最初的鍛鍊，必須身體的每一部分肌肉已鍛鍊至某程度，再來鍛鍊才合適。做了本運動，你就可了解身體那一部分鍛鍊尚不足，有待加倍鍛鍊。

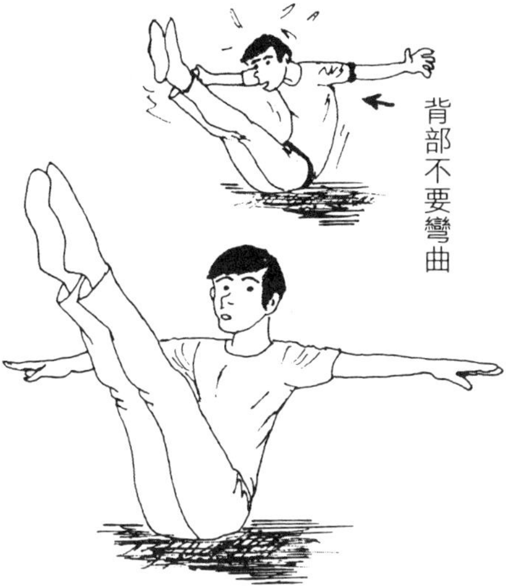

全身肌肉的鍛鍊

【做法】

①兩足併攏，伸展坐著。

②上體向後傾，腹肌出力，兩腳伸高。

③兩腳尖伸高至與眼同高位置。

④兩手水平張開呈水平狀。

⑤儘量保持此狀態久些。

【注意】

＊背部不要彎曲，背肌用力，背部要挺直。

＊此運動鍛鍊較難，但可養成全身的平衡。

第三章　消除疲勞運動按摩法

運動按摩法的優點

運動按摩法，顧名思義讀者可能會認為單是替運動員實施的按摩法，其實並非如此。自古以來的「按摩」，是中國漢醫學方法，即所謂刺激「穴道」的方法。針灸、指壓均屬於此。

本章所介紹的「運動按摩法」雖是從西洋醫學中傳來的，但與一般按摩又不相同，自樹一格。其真正意味是了解運動，再來施行的按摩法，懂得此法的人並不多。

其基本原則即「歸返自然」，例如扭轉的，就以反方向扭轉，彎曲的就變直，突出的就收縮……等原則。

運動按摩法最大的特色就是在按摩中溶入運動。可能你會想到按揉、敲擊、撫摩等按摩方法。但運動按摩法，是當關節活動時發現關節自體或周圍肌肉的毛病，使疲乏的肌肉得到伸展的方法。在第一章所述的鍛鍊法，實在就是此技術的應用。

另外的特色為「矯正法」，此法為使骨骼、肌肉、韌帶的損傷能回復原狀的方法，幾個簡單的方法容後再介紹。

學習運動按摩法的技術，必須靠經驗的累積與用心揣摩，因此，讀者若要在讀後立刻能習得有效的按摩法，就要靠讀者們細心去體會了。只是例如疲勞肩痛等有的需要拍擊，有的需要按摩，如果方法不正確，反而會得到反效果。

另外，運動按摩法雖然不能直接達到治療內臟疾病的目的，但仍能達到某程度的效果，若能持續做下去，對於治療失眠症、長年便秘、下痢等症也有功效，能使胃腸的機能恢復正常，而使身體得到健康。

此外，還能使內臟機能旺盛、使精神安定，當按摩頭部、背部與腰時，能刺激自律神經的中樞而使之活動旺盛。

運動按摩雖能去除疲勞，但是，並非隨時均可按摩，在患有結核、中毒或感冒發燒時，反會得到反效果，必須特別注意。

因為按摩的結果只會加重病症，故應避免。

此外，要注意的是按摩的時間太長時，翌日身體反而會覺得倦懶。

按摩時間，冬天可長些，夏天則短些，全身按摩，冬天為四十分鐘，夏天為二十分鐘，局部按摩，冬天為十分鐘以內，夏天為五分鐘以內最為適當。

還有按摩時手要直接觸及肌膚，透過衣服上的按摩無效果，請注意此點。

輕擦（撫摩）法

是使肌肉表面循環順暢的好方法，能去除肌肉的疲勞及局部性的發硬。

如文意所示，當然是用手在對方的皮膚表面輕輕地給予撫摩。為了使皮膚光滑可在皮膚擦上橄欖油，否則用手摩擦時可能會擦破皮膚。

在撫摩對方時，原則上使肌肉纖細彎曲朝向心臟的方向，由遠的地方向近的地方移動，不僅是摩擦肌肉一部分，而是由一關節至另一關節，整部都給予摩擦，這點很重要。

部位的不同，手摩擦法也有所不同，茲區分如下列。

- 使用全部手掌——以肌肉範圍較大部分的地方為主。如背部、腹、大腿等部位。
- 使用大拇指腹——手指、腳趾、上臂、前腕等。
- 使用大拇指及食指——手指、腳趾。
- 使用大拇指外四指腹——腕、腹、臉、頭等。

大體上可區分為以上四個基本原則，在皮膚較厚或肌膜較硬的地方則要緊握手指，利用指關節來按摩。在輕摩時另外要注意單用手尖之力不太有效驗。必須由肩用力貫到手腕，這樣按摩才能達到肌肉組織較深的地方，效果就好多了。

輕擦（撫摩）法

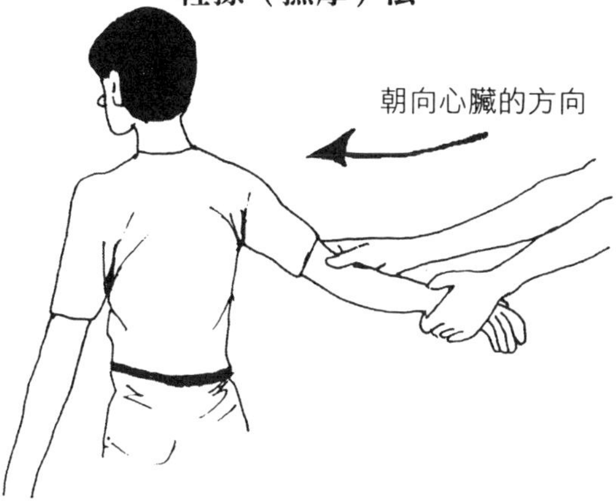

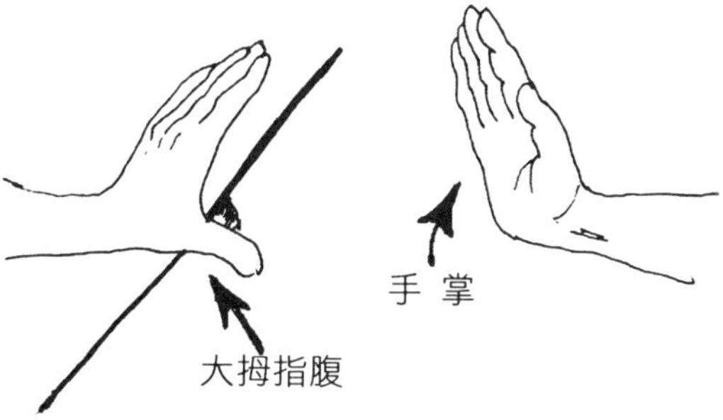

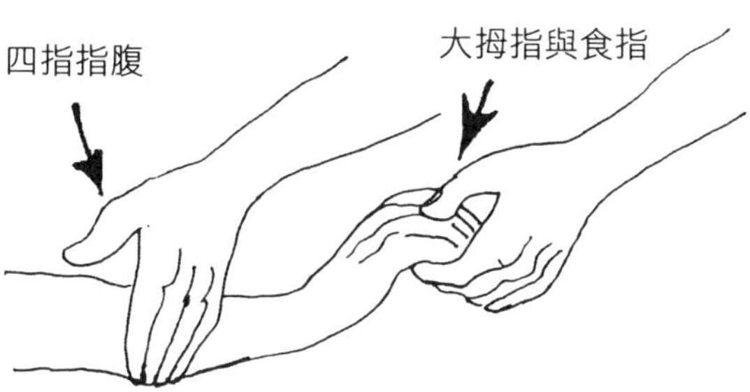

搓揉（揉捻）法

談到按摩，大家先聯想到的可能就是此種方法。因為此種按摩法較為普遍。搓揉法能使僵硬的肌肉解消，變為柔軟，使血液循環順暢，效果很高，在肌肉疲勞、僵硬、萎縮時，用此法來按摩有效。

搓揉法也分好幾種類，因按摩部位的不同而使用。

把握搓揉法——將手腕關節的力量放鬆，用手掌大大地搓揉肌肉使之柔軟，用力去搖動肌肉的按摩法，只是徒然增加對方的疲勞，故此點要注意，適用於前腕、上臂。

腕部搓揉法——在大腿、臀部等肌肉面積較廣的肌肉，用此搓揉法來按摩，藉手腕根按在部位，回轉移動。

拇指搓揉法——適合於細小肌肉按摩，用拇指來搓揉。

搓揉法能促使靜脈血流出，擴充血管而代以新鮮動脈血的流入。

所以，可促進新陳代謝的旺盛，而達到恢復疲勞的效果。並且又可消除肌肉麻痺、萎縮與過多的脂肪。

搓揉（揉捻）法

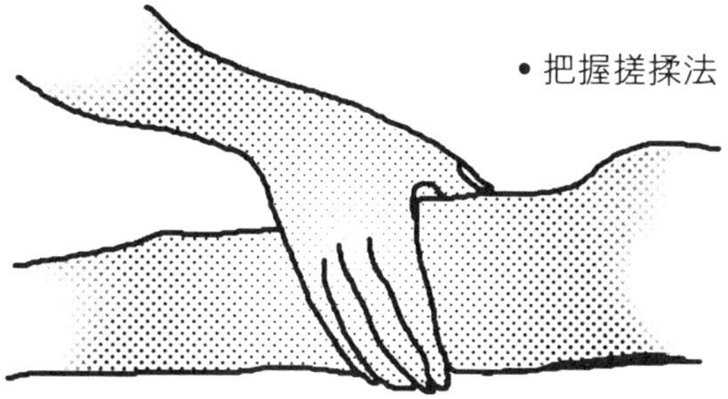

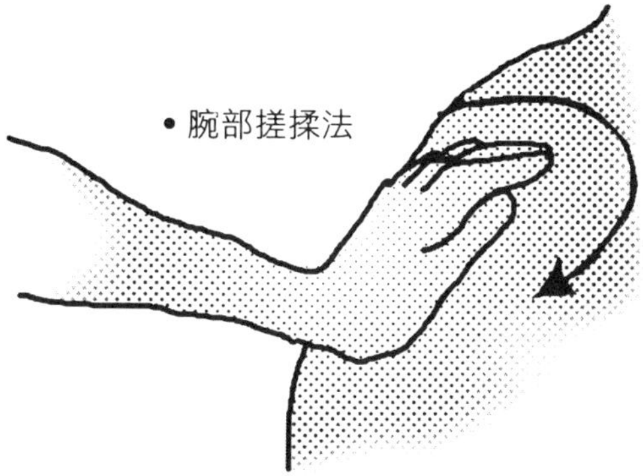

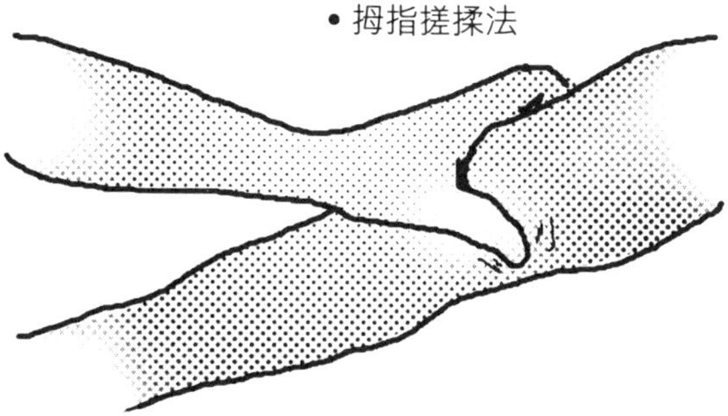

壓迫（推壓）法

即所謂指壓。只是運動按摩法的指壓，若給與肌肉強力地推壓，容易引起內出血，因此，只有在神經疲勞所引起的疼痛時才使用。

例如，三叉神經疲勞所引起的頭痛、頭重；視神經疲勞所引起的眼痛；腳的疲勞所引起的坐骨神經或脛骨神經的疼痛等。

壓迫法，即在各神經接近身體表面的地方（中醫稱為經穴）用大拇指尖加以按壓，由肩部用力，重力等於拇指尖加以推壓，這一點是很重要的。

在神經以外的地方強力地推壓會引起內出血，切記加以避免。

壓迫（推壓）法

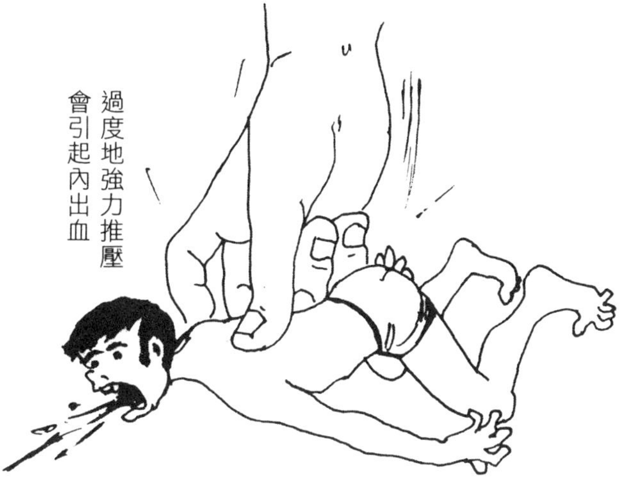
過度地強力推壓
會引起內出血

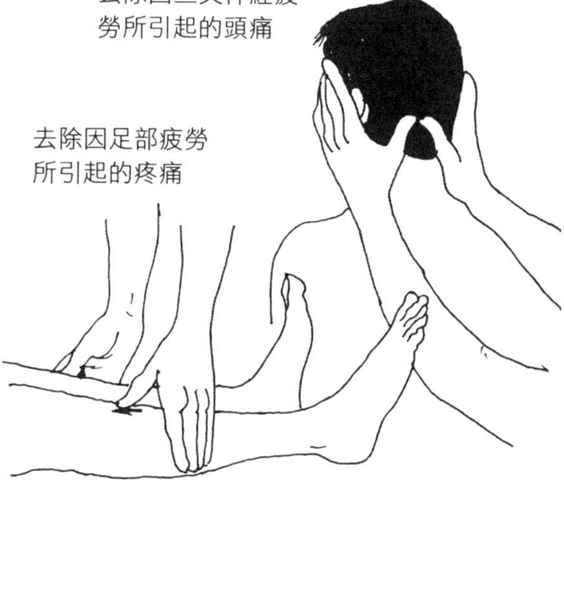
去除因三叉神經疲
勞所引起的頭痛
去除因足部疲勞
所引起的疼痛

敲打（叩打）法

這也是較普遍的一種按摩法。當人彎著腰一直做些瑣碎的事後，不知不覺的總會敲打肩部與腰部，以藉此使身體的疲勞減輕些，這也是人類本能之一。

在人體皮膚面上不斷地輕輕給予敲擊，是使身體血液順暢的好方法。此稱為「振動」。

敲打法是將手輕輕握著（大約手掌內能留一個蛋的空間）或是手指全部張開，如手刀方式，還有用手掌嗶叭！嗶叭！的敲擊。

但是任何一種方式，手部均要放鬆不能用力。

迅速地、輕輕地敲打為秘訣。用拳頭咚咚地敲打只會得到反效果。

手部放鬆，輕輕地敲打看來好像很簡單，其實是很困難的，按摩師所學習的技術之一就是這種方法。輕輕、柔軟地敲打是這種手法的原則。

手臂及腳是振動效果較高的地方，敲打時不能從肌肉的正面敲下去，而要從側面敲打。從正面打下去易引起內出血，因物理作用反會引起肌肉收縮，而變僵硬。

敲打（叩打）法

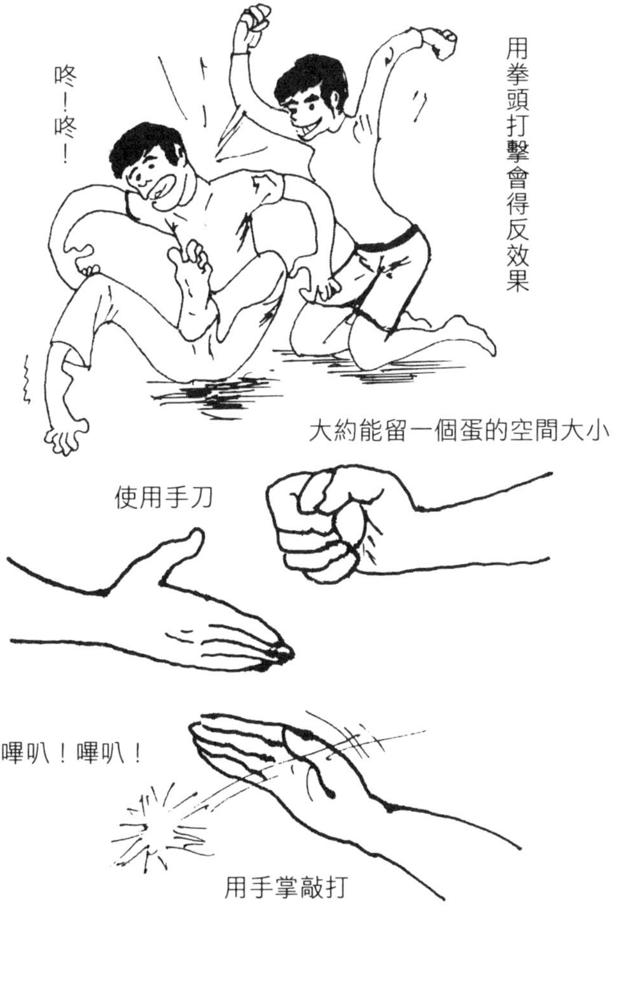
咚！咚！
用拳頭打擊會得反效果
大約能留一個蛋的空間大小
使用手刀
嗶叭！嗶叭！
用手掌敲打

振動法

使用手腳做事或運動後之疲勞的恢復，用此法效果不錯。長時間步行或跑步、投球、踢球或寫東西後，血液不暢、身體疲勞，必須儘早使之恢復。

手腳的振動法能增進神經機能，對於手腕、足部的麻痺，知覺神經、運動神經機能異常，具有某程度的治療效果。

運動法

運動法即搖動關節的方法，在第一章的鍛鍊裏大略與此相似。運動法能增加關節的滑液，使停滯在末梢的血液返送回心臟，對於因疲勞萎縮的肌肉使之伸張具有效果。

運動按摩，就是使當天的疲勞，當天消除，使疲勞能即效性的恢復，即運動按摩法的特點。

矯正法

與醫學上稱之脊椎調整療法相似，只是運動按摩矯正法的特色，不僅是調整脊椎，全身關節或骨骼，而且調整肌肉、韌帶為其特點。

振動法與運動法

・**振動法**
輕輕地抓住手部，
慢慢地拉引、振動

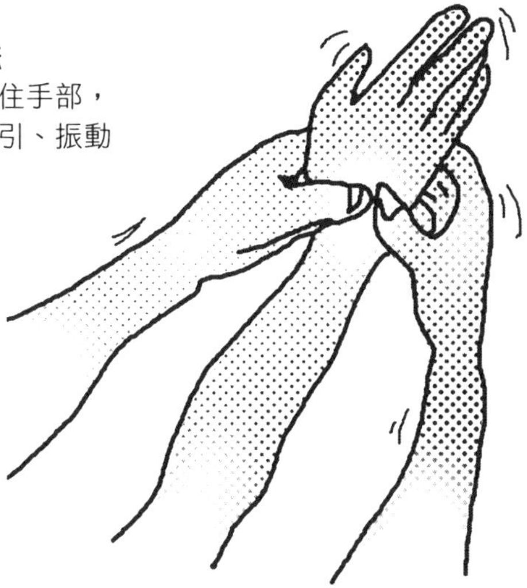

・**運動法**
活動關節使肌肉伸張

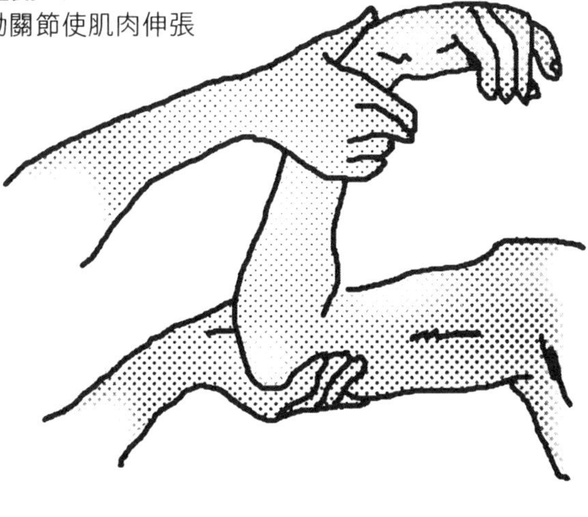

1.消除頸部疲勞——避免敲打或搓揉

長時間俯著頭做事或讀書後，頸部後側的肌肉會感到疲勞、酸痛。

在頸部後側，支持頭部活動的是僧帽肌上部。此部肌肉酸痛、變硬大都是由於長時間地支持大約五公斤重頭部的活動，因而產生疲勞現象。當然少部分是由於腎臟障礙所引起的。

除了頸部的這些症狀外，口乾舌燥、小便次數極少，並且染有變態反應性的鼻炎，就不是單單身體疲勞了，可能是內臟（腎臟）有了毛病。若不是腎臟有問題，用運動按摩法來治療就比較容易復原。

在第一章所說明的頭部運動法很有效，若症狀較重時，做了第一章的運動後，可再做本節的按摩法。這就是由頸部到背部、由頭部到兩肩的輕擦法。使用手掌輕輕地撫摩，一個方向撫摩十次至十五次即可。對於止痛，消除疲勞，使身心輕爽具有效果。

頸部疲勞時切記不要推壓、搓揉與敲打。

消除頸部疲勞

使用手掌輕輕撫摩

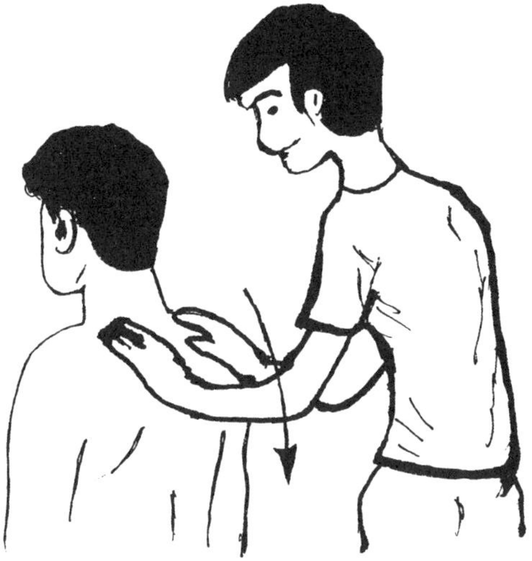

敲打會震動腦部應避免

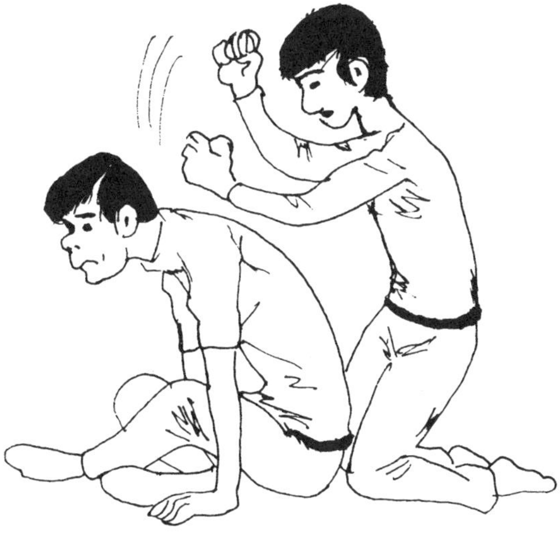

2.消除肩硬酸痛——逐出疲勞的血液

肩部僵硬酸痛，有多種的原因。有些是肩部運動過度，或是內臟疾病的反射現象，原因極複雜，外行人實在很難分辨。

但是，肩部僵硬酸痛若放任不管，將會招致不可收拾的後果，原因容後再述。在此先介紹消除單純疲勞的方法。單純的肩硬酸痛，是由於使用肌肉過度，以致含有許多疲勞物質的舊血液成淤血狀態。因此，消除肩硬酸痛的按摩法，就是以逐出這些血液與疲勞物質為主。

與消除頸部疲勞同樣地，也是以手掌在頸部至肩、頸部至背部二個方向做輕擦法。但因為輕輕地撫摩不太有效，所以，必須肩部用力來做。而且不僅用手掌，蹲在伏於床上的對方的頭部方向，用大拇指腹由對方頸部至背部均給予撫摩，這樣效果更好。

但是，肩部按摩與頸部一樣，均要避免用手敲打。反覆地用本方法來做，就能消除劇烈的肩硬酸痛。肩部若非單純地疲勞，就要請醫生診斷較為妥當。

消除肩硬酸痛法

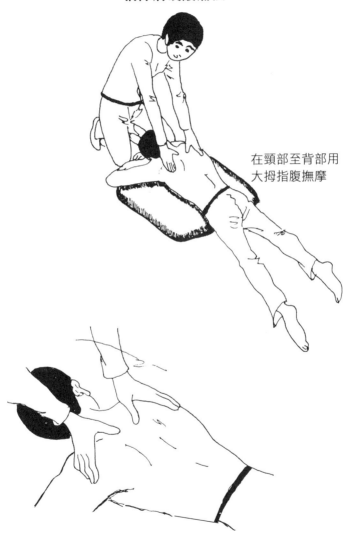

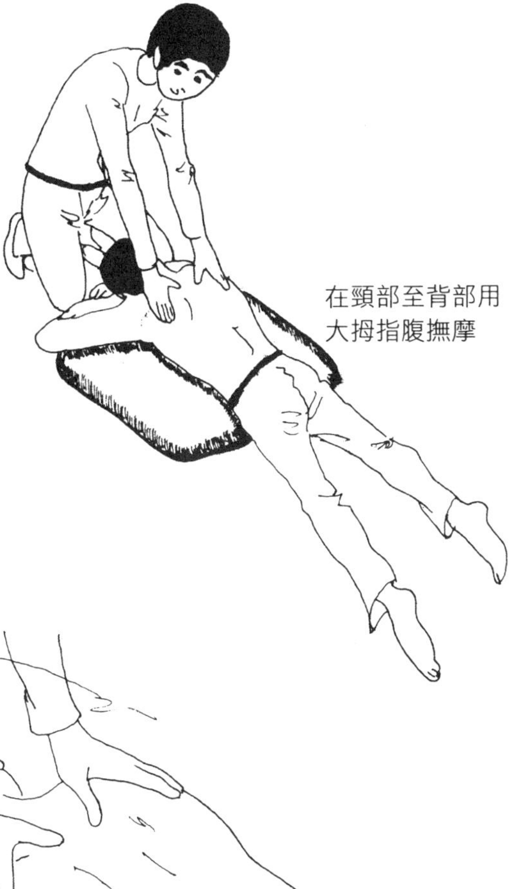

在頸部至背部用
大拇指腹撫摩

3.消除背部與腰部疲勞——洗澡後做更有效

背骨不僅負有支持上體的功用，而且司各種神經中樞的保護作用。

背骨可分為「頸椎」「胸椎」「腰椎」三大部分，包含了腕神經系統、自律神經系統、坐骨神經系統的中樞。

背部到腰際的肌肉，因為較靠近背骨間各種神經系統的中樞，因而肌肉疲勞或萎縮，將影響神經系統，而生出各種症狀來。特別是背肌群衰弱的人，背部容易疲勞、僵硬而疼痛，因為此部分有司胸椎到內臟活動的自律神經系，而將使內臟的活動不良。

背部到腰部上側的肌肉疲勞，如果放任不管，日久將會損害胃機能，而發展成胃潰瘍等疾病來。

而肩胛骨之間的肌肉如果僵硬，將給與第四、第五胸椎間司心臟活動的神經過分的刺激，而使心臟機能惡化。

背部到腰部之間的肌肉如果疲勞，將威脅到人體的生命力。而且腰部變硬也是造成扭腰症（脊椎分離症）的原因之一。對於背部至腰部的肌肉實在有一直保持柔軟的必要。

按摩法可照下列方法行之。

①首先用熱毛巾先暖和背部至腰部，必須使用大浴巾，反覆地加以擦拭暖和肌肉。

不過，暖和肌肉只限於疲勞時，扭腰症等疾病則不適於暖身，必須用涼的較合適，因為暖和只會增加惡化，此點要注意。

②肌肉暖和後，在背骨兩脇的肌肉，塗上橄欖油，用大拇指腹由下而上擦揉。

此時要用力地強力擦揉效果較好，慢慢地反覆做五次～十次。

③由下而上擦揉，到肩部時，用兩手大拇指尖指壓肩胛骨的背骨側裏側。一次大約十秒鐘，指尖要強力地深入肩胛骨裏側指壓。

④然後用腕部搓揉法，由下而上按摩。

用手掌根按在肌肉，慢慢地回轉移動搓揉，按摩次數適當即可。

⑤搓揉法結束後，在同樣地區用手掌由下而上做擦摩法。

可擦上橄欖油後，再來擦摩較為順暢。

⑥在腰椎兩側到臀部用敲打法來按摩。

兩手輕輕地握著，手部放鬆，不要用力，迅速地敲打發出拍拍地聲響為秘訣。

⑦最後背部輕輕地伸展。

輔助者，蹲站在對方背後，握住對方手肘向後拉引，同時一隻手輕壓對方肩部使其上體輕輕扭轉，左右反覆各做五次。

運動後或做了較繁重工作後，身體感到相當疲勞時，做上述的按摩法，將消除你的疲勞，使你整晚輕鬆入睡。入浴後已可消除一些疲勞，若再做此按摩，更能達到良好效果。

但是，此種按摩法每日做太費事了，只有在身體特別疲勞時做較適當。通常照前章所述的鍛鍊每日就寢一、二小時前，做背肌運動就能消除疲勞以及達到預防效果。

消除背部與腰部疲勞

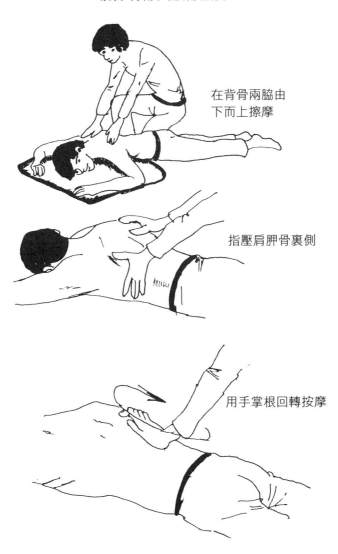

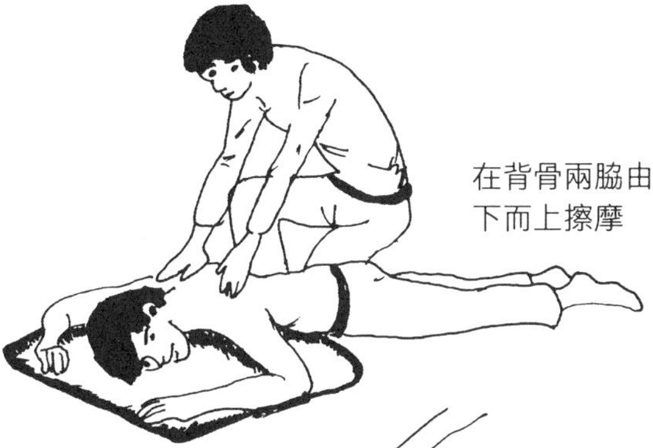

在背骨兩脇由
下而上擦摩

指壓肩胛骨裏側

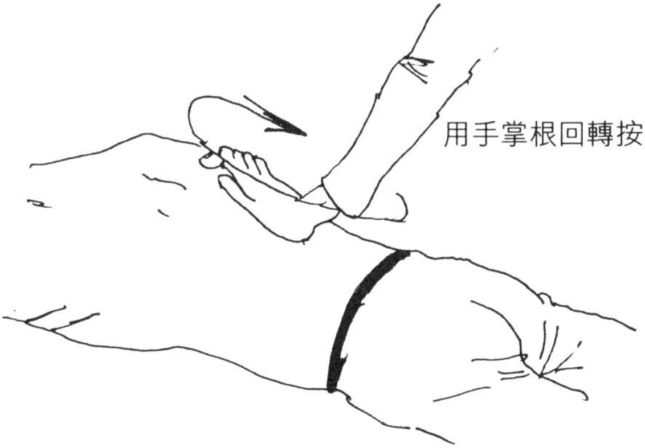

用手掌根回轉按摩

4.消除手腕疲勞——當天的疲勞最好當天消除

長時間坐著寫字的記者或作家或是理髮師、美容師、洋裁師、打字員等職業的人，不僅手指易疲勞，而且整個手臂也會疲勞。

此外，如偶爾一週玩一次棒球、高爾夫球、網球、桌球等運動，手臂也會感到相當酸痛。此種疲勞最好當天消除，因為明天還有工作要做，特別是長期過度使用手指做事的人，若手腕疲勞放任不管，最後手臂將會麻痺不能使用，故應該每日將手腕的疲勞消除。

手腕的按摩，自己也可以做，不過儘量能請別人幫忙來按摩效果更高。

①首先暖和整個手腕

除了脫臼或擰傷等特殊情形外，儘量先將手腕暖和後再按摩效果好些。

入浴後，雖能暖和全身，但手臂暖和的程度不夠，最好能做熱水沖洗五分鐘較好。

②最初手指輕輕地伸張

由於手指一直彎曲握著做事，手指的屈肌群較疲勞。因此，手指要儘量伸張，先將手指彎曲再伸張一隻手做五～六次。

③手指一根一根地由指尖到指根搓揉

用大拇指與食指夾住對方的手指，輕輕做輕擦法，及用拇指與食指搓揉對方手指。一根一根手指來做。

④搓揉指間的肌肉與韌帶

兩手夾住對方手掌，在指與指之間，用大拇指施行搓揉法。疲勞、僵硬的肌肉經過搓揉後會感到疼痛，要輕輕地做。

⑤抓住手腕輕輕地拉引與振動

使整個手腕振動，能達到肌肉變柔軟的效果。但不可太用力地振動，否則手肘關節會疼痛，要細心地輕輕振動。

⑥搓揉前腕的橈骨側

做握手的形態，手腕伸張時出現於上的就是橈骨側，常用大拇指與食指做事的人，例如常寫字的人，橈骨側必須常搓揉。抓住對方手肘的前腕，用拇指搓揉法由手根至肩部方向搓揉。

⑦搓揉前腕的尺骨側

即握手時在下側的地方。常常使用中指至小指的人，如打卡員、打字員，尺骨側的疲勞甚劇。可用拇指除外的四指腹搓揉手肘到前腕的地方。

⑧用手掌擦摩前腕

手臂常常揮動的運動如棒球、網球、桌球等，手腕部分容易淤血，可由手腕到手肘的部分由對方用兩手掌夾住，施行輕擦法按摩。

⑨搓揉上腕

按摩上腕，可用把握搓揉法來擦揉，或是兩手掌夾住肌肉的搓揉方法也可以。

運動時若手臂難舉或指頭麻痺，大都是由於三角肌的上膊骨部或上腕二頭肌的手肘關節部分變硬，導致壓迫神經。尤其是棒球投手為此困惱者較多。

若有此症狀可擦上橄欖油，用指尖擦揉，每日擦揉，數日間此症狀就會消除。還有腕與肩、背部均有極密切的關係，所以，消除手臂疲勞時，肩至背部也要施行按摩，這樣效果更好。

消除手腕疲勞

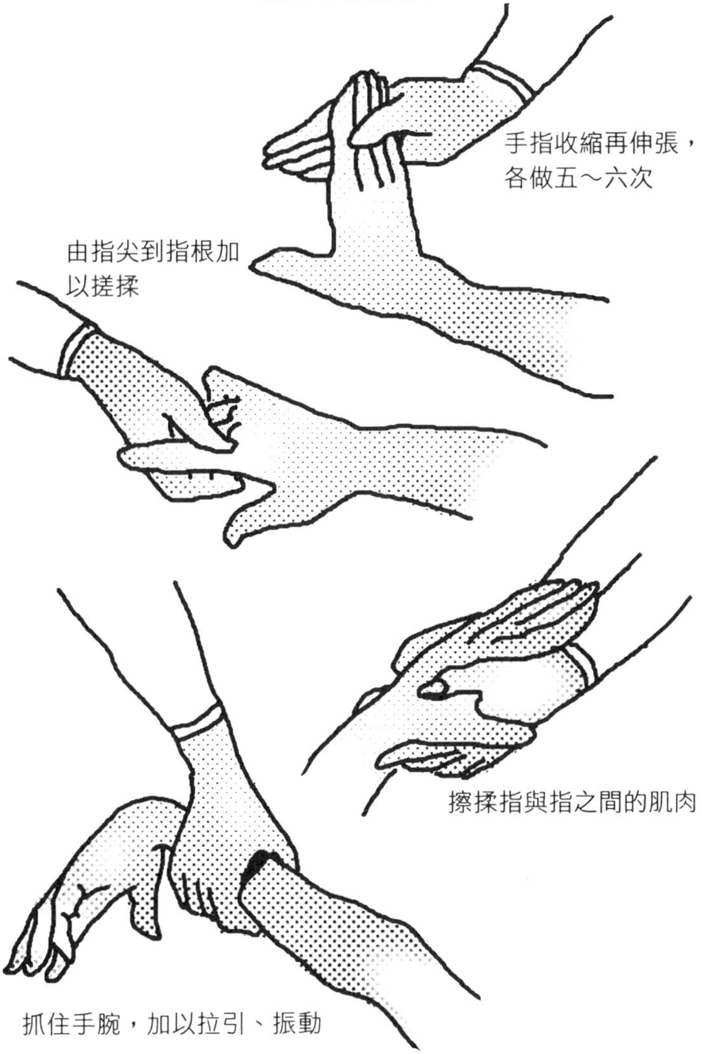
手指收縮再伸張，
各做五～六次
由指尖到指根加
以搓揉
擦揉指與指之間的肌肉
抓住手腕，加以拉引、振動

5.消除足部疲勞——足部是最容易淤血的地方

人的足部尺寸早晚不同，足部是最容易淤血的地方，特別是整天站著做事的家庭主婦、店員、廚師、理髮師、美容師等，足部特別容易疲勞。

運動後足部也非常疲勞，像這樣日常的疲勞日積月累後，不知不覺中足部就會變得像棒似的僵硬。足部的按摩法可照下列方法來做。

①首先輕輕地按摩頸部至腰、臀部，特別是腰部坐骨神經突出的地方，用壓迫法強力地按摩。

②用力地敲打推壓足部裏側。可握拳輕輕敲打及用指尖強力地推壓按摩。

③使阿奚里斯腱（跟腱）柔軟。用大拇指及食指夾住，左右推壓，漸漸地僵硬就會消除。

④撫摩腿肚。鍛鍊者俯臥，輔助者一隻手按著腳，另一隻手的食指至小指的四指撫摩腳至膝部之間。

⑤搓揉腿肚。左右各用兩手掌夾著腿肚，搓揉時手掌交互活動，由腳至膝部均搓揉。搓揉數回後，用手掌，由側輕輕地敲打四～五次。

⑥敲打整個大腿。大腿的肌肉較多，可活用振動效果。輕輕握拳，由肌肉的橫側咚咚地敲打。

⑦用大拇指擦揉大腿後側。擦上橄欖油後，用兩手大拇指腹由膝蓋至臀部的方向加以擦揉。皮膚面稍微地加以用力擦揉。

⑧搓揉大腿內側的肌肉。內側的肌肉較為柔軟，可用手掌在肌肉上作把握搓揉法。由膝蓋到臀部反覆地搓揉數次。

⑨搓揉大腿橫側。大腿外側強力地加以推壓搓揉會疼痛，可用手掌根推壓、回轉。使用腕部搓揉法輕輕地搓揉。①～⑨左右腳均照同樣要領去做。

⑩由俯臥於地變為仰臥於地，這次一根一根握住對方腳趾作伸張與彎曲。反覆各數次。

⑪輕輕地推壓腳面。用大拇指腹輕輕地推壓腳面。或塗上橄欖油施行輕擦法。

⑫用手掌輕輕地敲打兩腳面五～十次。

⑬腳掌周圍。一隻手抓住腳掌使其固定，另一隻手抓住腳指尖使之轉動。左右各做五～十次。

⑭輕輕地推壓脛骨的兩脇。

在脛骨的兩脇，用大拇指輕輕地推壓，由下而上移動。膝蓋下的「足三里穴」也要強力地加以推壓。反覆各做數次。

⑮振動大腿前側。可塗上橄欖油施行輕擦法。

在大腿前側輕輕地敲打給予振動。然後塗上橄欖油，用兩手的大拇指腹，強力地推壓，由膝蓋至腰際則用輕擦法，反覆地做數次。

做這些足部按摩可能費時些，卻能消除足部的疲勞。還有運動後膝蓋感到相當疲勞時，這時可擦上橄欖油，用指尖撫摩膝部周圍的腱部。

當足部肌肉感到相當疲勞時可先按摩兩端的腱部，此為應急措施。

消除足部疲勞

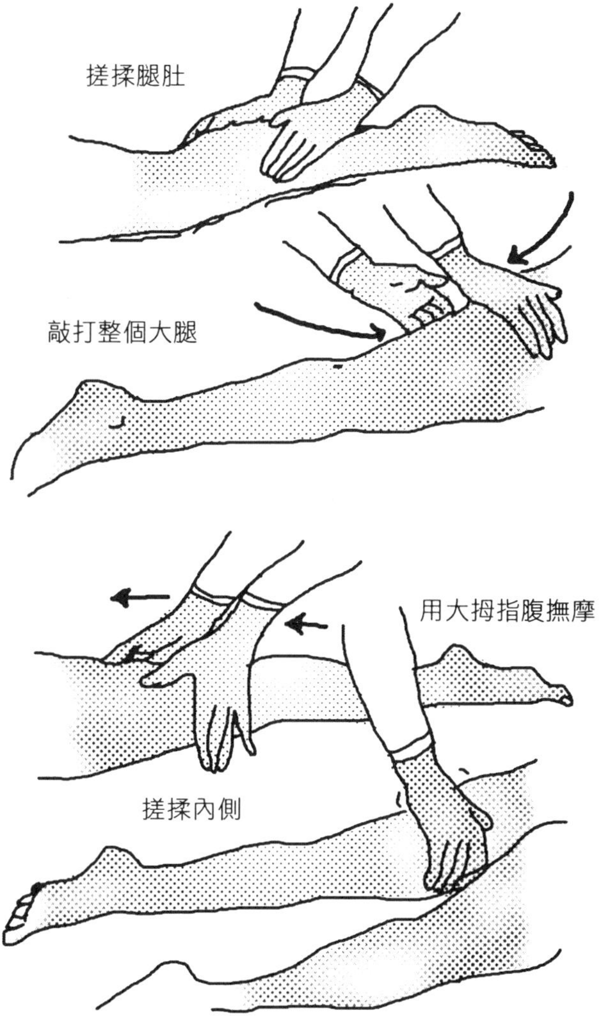
搓揉腿肚
敲打整個大腿
用大拇指腹撫摩
搓揉內側

6.創造豐滿胸部——可發現早期的乳癌

乳房是母性的象徵。擁有一對豐挺的乳房是女性們所憧憬的，而娶一位胸部豐滿的妻子也是男人夢寐以求的。使胸部豐滿的按摩法，是將手掌按在乳房，由四周向乳頭方向搓揉。

要使乳房增大，就必須使乳腺發達及皮下脂肪增加，用此方法持續有恒的做下去，就能使循環順暢，促進乳腺的發達。

乳腺發達，乳房自然就變豐滿。當然做母親時出乳就較多。用母乳來育嬰是最好的，故乳腺不發達（乳房小）的女性一定要做此按摩。

最近，乳癌的發生率漸漸高升，乳癌如果早期能發現，應該是百分之百可以治好的。

每晚做豐乳的按摩法時，可發現乳癌初期的症狀，即乳房內部有小的硬塊。若能早期發現此小硬塊，就能治好乳癌。

乳房的按摩

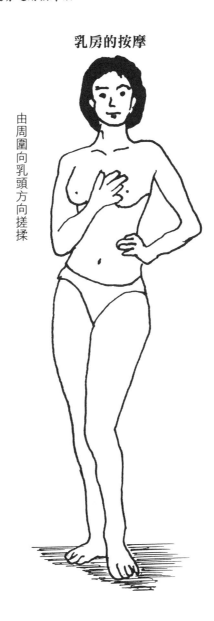

7. 創造美麗細緻的肌膚——消除臉部肌肉與眼部的疲勞

女性最關心就是自身之美。

由男人眼光來看女性美，雖因人而異，但細緻的肌膚實是女性美的必備條件之一。一張顏面上擁有細緻美好的肌膚，再加上生動的表情，這應該很俏麗的了。

假若顏面在美好的化粧下，卻配上鬆弛粗黑的肌膚，實在很不對稱，也沒有什麼美的看頭了。要創造美麗細緻的肌膚，就必須消除臉部肌肉的疲勞。臉部的肌肉若疲勞也會像腹部、腰部一樣蓄積疲勞物質，而使皮膚粗黑，更嚴重時可能會染上褐斑。

而且臉上的肌肉若疲勞、僵硬，連表情也會變得呆滯而無變化，失去了生動的感覺。另一重要部位為眼部，眼部若疲勞，變紅充血時，就暗然無光，失去了吸引人的魅力。

在此介紹的臉部按摩，是以消去肌肉及眼部疲勞為主，臉部的肌肉較薄，搓揉及敲打均不適當，要以撫摩為主體。

一日三次以短時間來完成按摩即可，若持續有恒，妳臉部將煥然一新，充滿青春魅力。

臉部的按摩

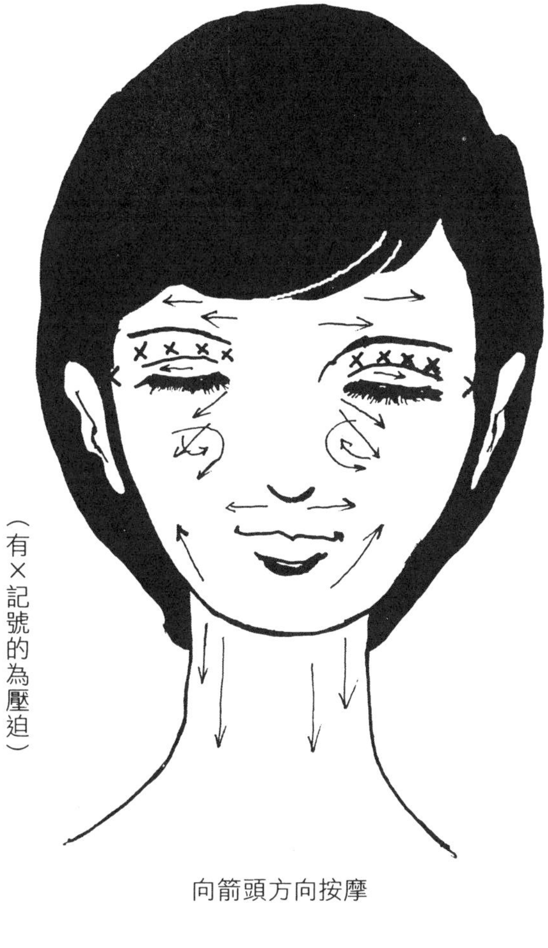

向箭頭方向按摩

第四章　外傷的應急治療

暖和與冷卻如何處置才有效果

一般人因為平時身體不常鍛鍊，所以，一經過激烈的運動或比賽，身體就容易出毛病。大部份均是得到外傷，很少說是因感冒或胃腸不好所引起的毛病。本章就是以人日常生活容易引起的外傷為中心，來談如何處置，儘量簡易地加以說明。

1.採用冷卻濕布法

打撲或擰傷，肉腫在三十分鐘內要用冷濕布蓋上。原則上打撲或擰傷肉離症等會局部發熱，因此，有冷卻三十分鐘的必要。

但是，用濕布冷卻過久也不行，因為傷處周圍的肌肉、腱、神經會萎縮，身體移動時會疼痛。所以，要冷卻或暖和必須適時，否則會產生反效果，過暖或過冷只會使傷處惡化。

在此所介紹的用濕布暖和或冷卻情形，僅限於外傷，不適於內臟疾病，此點要注意。

2.暖和的治療

冷卻以外的外傷，原則上均適用於暖和的治療，例如，一般的疲勞（肌肉萎縮或發硬時）慢性的疼痛（神經痛等）軟骨的毛病。

可用溫濕布蓋上患部。冷卻後要轉換暖和治療時，可用溫毛巾使患部暖和。

以外如蒸氣浴，會促進全身發汗，雖然對新陳代謝有益，但對於局部性的疲勞或外傷卻無治療效果。

有的人認為蒸氣浴對於解除疲勞很有效，這實在是錯誤的觀念，長時間的洗蒸氣浴，或是連續好幾天洗蒸氣浴，徒然增加疲勞而已。特別是玩棒球、高爾夫球、網球等運動之前若洗蒸氣浴，運動中反而身體會感到疲倦，應加以避免。

1.肩部疼痛手臂舉不上來——應該發現傷在何處

①棘下肌之傷

有時肩部被球或其他東西丟到，感到疼痛卻不在意，次日突然手臂舉不上來；或是到街上玩時肩部碰到東西，次日手臂忽然舉不起來了；或是打網球發球過猛，肩部因而疼痛了。

這些經驗或許有些人曾遇過。職業棒球隊的投手，也常會棘下肌受到傷害。通常很少活動的棘下肌，突然急遽的運動，就會產生肉腫，或是因疲勞而萎縮。若在此狀態繼續投球或發球（網球），肩部前側就會劇烈的疼痛。

運動後或被鐵棒打到，經過兩天肩部疼痛尚未消除，手臂難以舉起時，可在痛的部位，用毛巾加以暖和，然後施行運動按摩法的輕擦法。

經過三天後若疼痛尚未消除，可買濕布藥一天二次敷上，第十天也同樣地敷濕布藥。若到了第五天疼痛仍未消除，就要請專門醫生治療，不過要治好應沒什麼問題的。當然最好用運動按摩及應急治療法來治療最好，不得已才去找外科醫生。

肩部的疼痛，大都由於棘下肌受傷

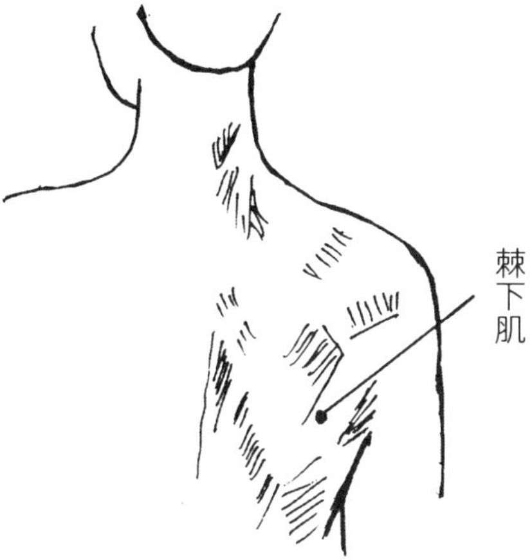

手臂舉起或放下的瞬間
肩部前側會感到疼痛

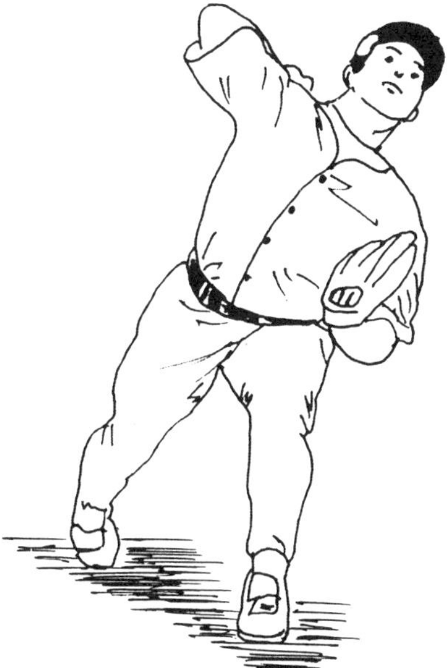

②肩關節脫臼

肩部疼痛，手臂不能舉起的另一原因，可能就是肩關節脫臼。

肩關節有堅韌的韌帶保護，很少有脫臼現象，若有脫臼之虞時最好請醫生看看。

③韌帶損傷或肩鎖關節脫臼

肩部轉動會疼痛，手臂不能高舉的第三原因，可能就是鎖骨與肩胛骨連接部分（即肩鎖關節）損傷了。

此關節的構造較簡單，但也較易損傷，此時包住關節的韌帶也會疼痛。

玩橄欖球或學柔道等運動，肩鎖關節最容易疼痛，因為身子經常倒地轉動，所以，肩部容易碰撞受傷。

故肩鎖關節脫臼或韌帶損傷時最好找專家治療，不要自己亂按摩比較妥當。

肩部受傷時容易引起肩關節及韌帶損傷

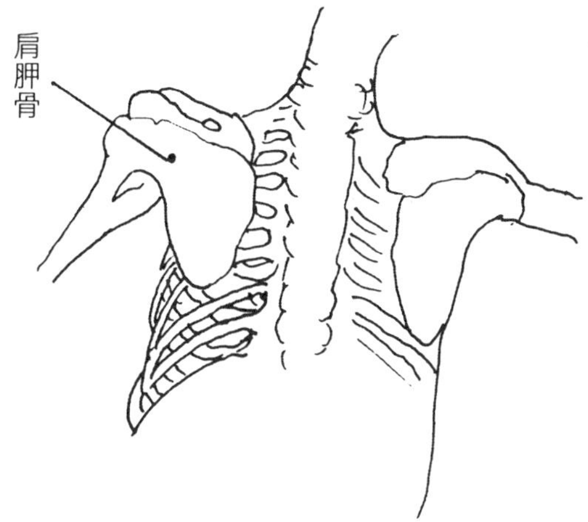

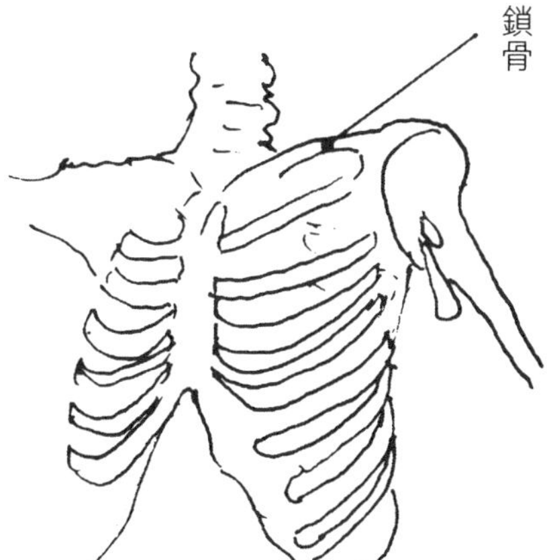

2.擰傷（扭傷）——若不完全治好有再發的可能

①腳踝的擰傷

最容易扭傷的部分就是腳踝。擰傷有肌肉的擰傷、骨頭擰傷與韌帶的擰傷。韌帶擰傷也很多，通常腳的擰傷最先被考慮的可能就是韌帶的擰傷。韌帶的表面龜裂了。韌帶破裂時，腳踝彎曲向扭傷的方向時就會疼痛。因此，腳內側扭傷時，腳踝向內側彎曲時就會疼痛，此時原則上腳向不痛的方向（外側）彎曲。

在內側彎曲狀態時蓋以濕布，用包帶固定二～三天就不會疼痛。可使用固定用的膠帶固定，利用美國式的「提並固」包紮法來治療，不僅方便且可預防外傷，為運動界所愛用，一般家庭也可利用此法來治療與預防扭傷。

固定用膠帶可到藥局去買。或是用絆創膏（橡皮膏）代用也可。用固定用膠帶固定後在其上貼上藥濕布，然後綁上綳帶（包帶）即可，濕布一天貼兩次。

扭傷時可能尚不感到疼痛，但當晚可能就會創痛了。當日儘量選擇靜處休息，睡時腳要放高。若濕布的藥沒有時，可用水，夏天可用冰水即可。

腳踝的扭傷若當初不完全治好，可能會再發。

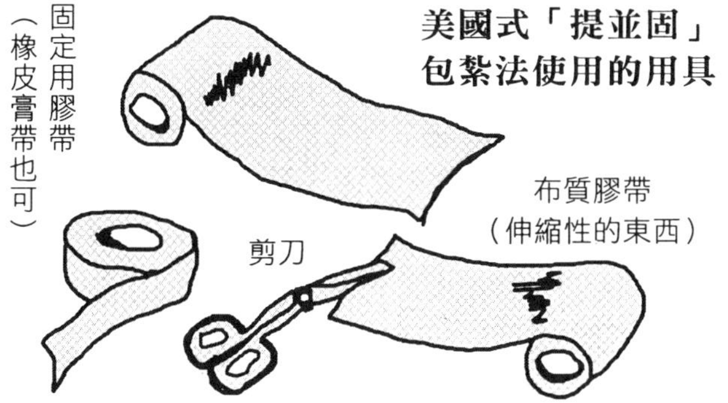

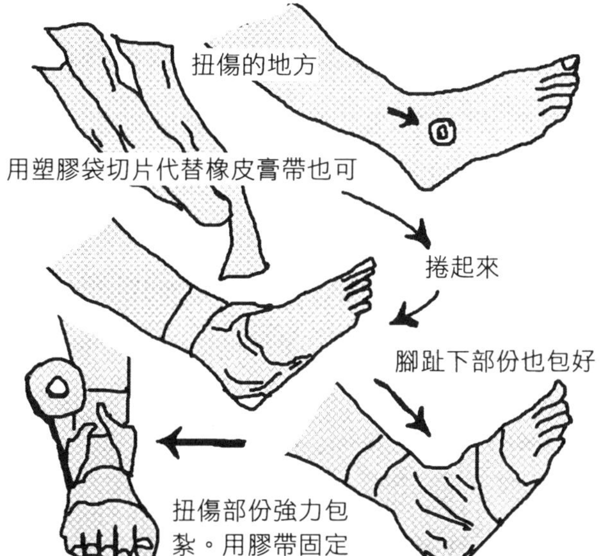

＊「提並固」包紮法

是美國運動界輸入的包紮法，對於預防與治療腳外傷很有效。其方法主要就是用固定用膠帶（橡皮膏帶固定患部）。

腳踝扭傷的包紮

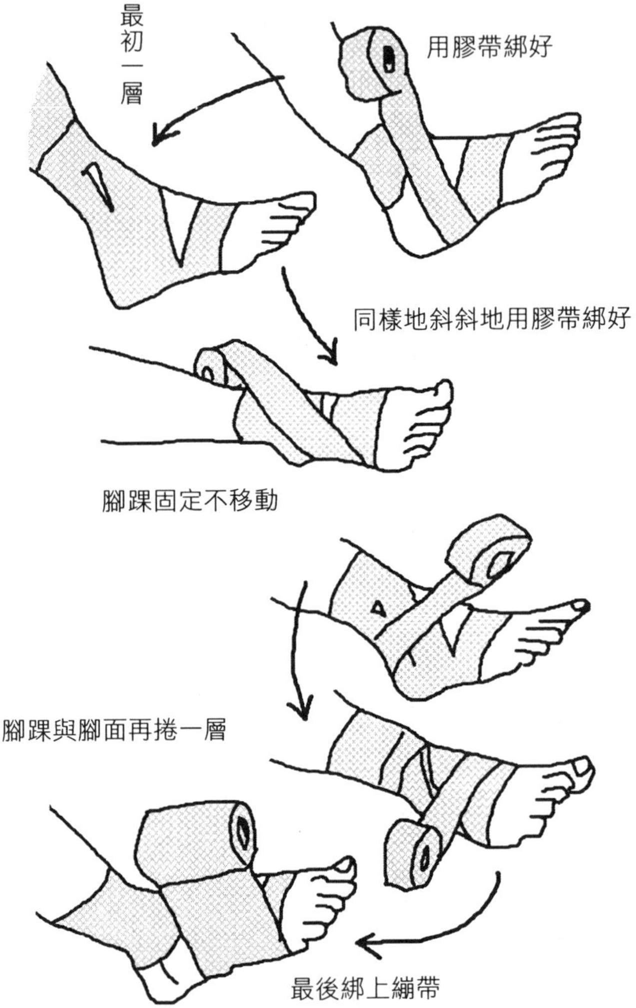
最初一層
用膠帶綁好
同樣地斜斜地用膠帶綁好
腳踝固定不移動
腳踝與腳面再捲一層
最後綁上繃帶

②手腕的扭傷

手在轉動時，手腕部分很容易扭傷。手腕在前章曾提及，肌肉很少，因此，常腱鞘損傷式骨頭疼痛。

腱鞘損傷時，也是向不痛的方向彎曲，用膠帶固定，然後塗上濕布，以為應急治療之用。若是腱鞘炎（後述）則要給醫生診斷治療。

此外，手腕骨頭的損傷，最好趁早給專門的醫生治療較好，不要自作主張，自己治療。

③手肘的扭傷

手肘通常較健固，因此，扭傷大都是發生在手腕，其次是肩，最後才是手肘。手肘的損傷大都由於手的轉動或投球時發生的。

手肘的扭傷，韌帶較少疼痛，可能是手肘周圍肌肉發炎或是肌肉位置變位及脫臼、骨折等。若是腱及肌肉發炎症，可先貼用冷濕布，然後再用溫濕布，作為應急治療。但是，要判斷單純的發炎症或關節破裂，實在很困難，若判斷錯誤則麻煩大了。手肘扭傷時最好請專家治療。

手腕的扭傷

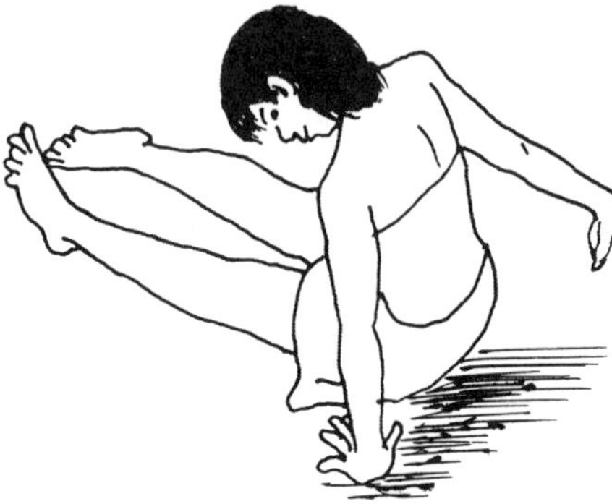

手在轉動時容易扭傷

扭傷的地方貼上膠布

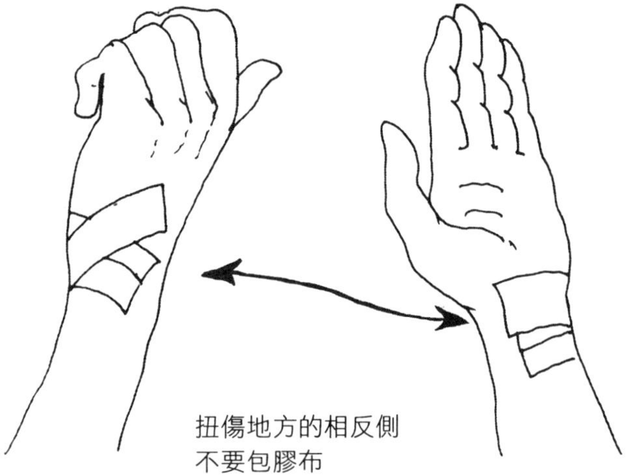

扭傷地方的相反側
不要包膠布

3.打撲（挫傷、撲傷）——療法若錯誤會有後遺症

①頭部的撲傷

打棒球時，臉部與後頭部被球打到的機會較少，大部分均是側頭部被暴投的球打中。

在一次棒球比賽中，某選手的側頭部被對方投手的暴投球打中，當場倒地，但意識還相當清醒。送到醫院，醫生也很難處置，只說過一夜靜觀變化，隔天醒來他好像沒事了。

起床後，他做做平衡運動及直線上直走測試，好像也無問題，腦部大概沒損傷吧！所以該選手可說是較幸運的。有些選手被球擊中，為後遺症所困惱的很多。若頭部被球打中雖然當場覺得無礙，但慢慢出血而昏倒的也有，所以，最好給腦外科醫生看看，經過一、二天的觀察是必要的。

②胸部的撲傷

胸部因有肋骨，所以，除非是外來的打撲相當強烈，應該是不會影響內臟的。胸部被球擊中要注意的是肋骨的損傷，通常胸部被球打到，大都須照X光，但有時X光無法照到的病例也很多。

頭部的打撲

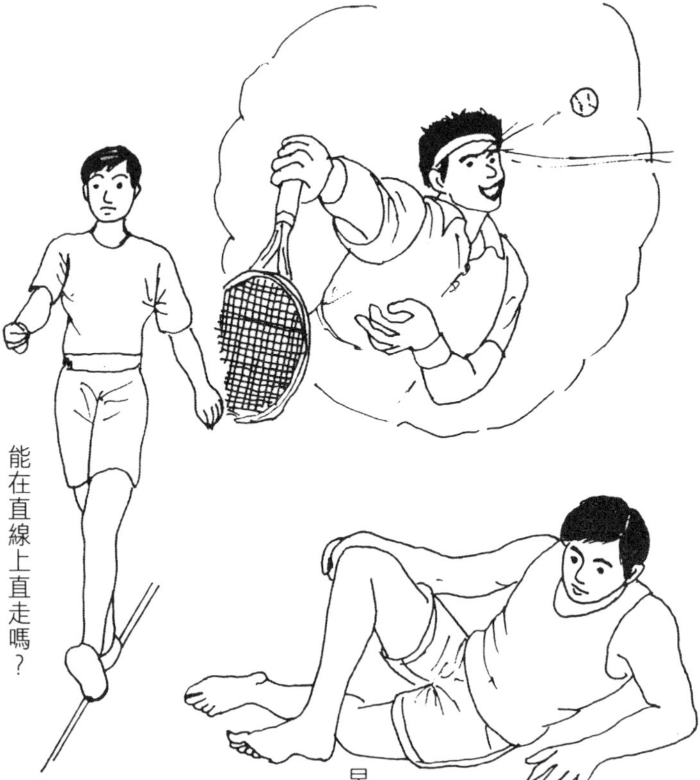

能在直線上直走嗎？

早上起來覺得怎樣？

有位球員被球打到，肌肉的損傷及內出血已治好，照X光也無傷痕，但為什麼疼痛還未消除，這就奇怪了。

疼痛尚未消除，那就是某處還有傷痕的證據。假如從胸部裏面X光照不出結果來，不妨由背部照看看或許有發現。醫生建議照背部的X光照片看看如何，結果照得肋骨裏側（內臟側）有破裂現象。

理由很簡單，因為彎曲的肋骨，外側被球擊中後，肋骨被振動，而伸向內側變形了，外側的傷即使沒有，但裏側卻龜裂了。

故被小小的棒球擊中就要當心了，最好背部也能照X光看看是否有毛病。

③肌肉的撲傷

被球打中時，將受到多大損害，這可由球的方向來判斷，若是球速強烈當然被擊中的損害較大，若是由遠方飛來的，當然損害較少。

被棒球或高爾夫球擊中時，大都會淤血。這時在淤血的下方（如一七八頁圖示）要貼膠布以防擴大，這是因為淤血會在下方擴大的緣故。

貼上膠布之後可用冰水使患部冷卻。在患部搓揉可能會使淤血更嚴重，故要禁止。在皮膚表面上，淤血好像不大，但實在起於肌肉內部。

肌肉的打撲

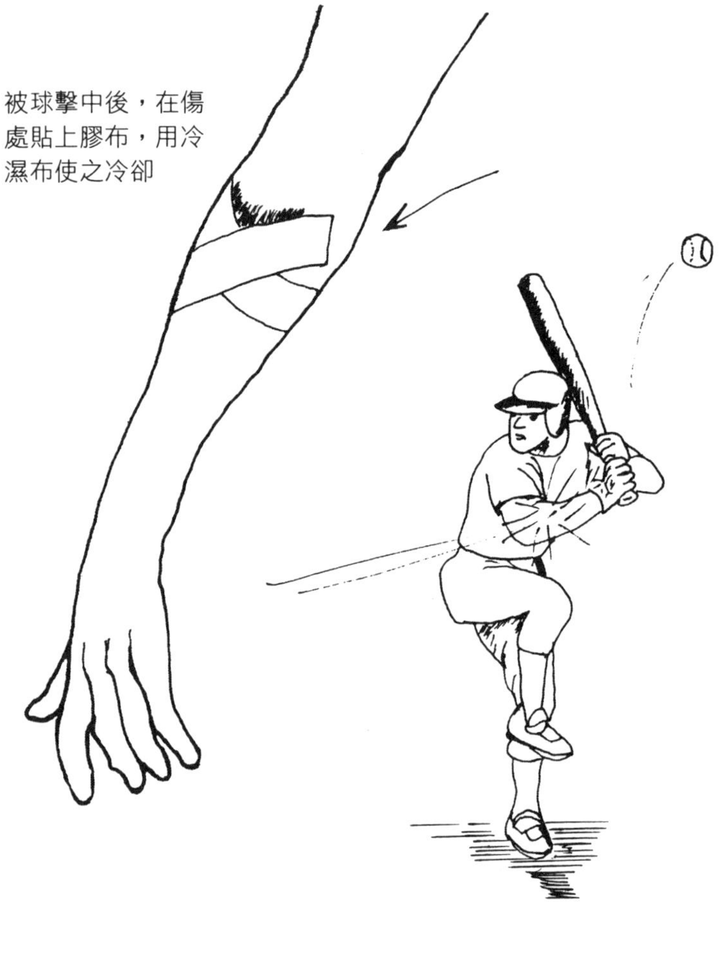
被球擊中後，在傷
處貼上膠布，用冷
濕布使之冷卻

當天儘可能不要入浴。要敷上冷濕布。翌日淤血若擴大，仍要貼膠布（橡皮膏布）及繼續用冷濕布（一天兩次），就可抑制發炎症。

經過第三天，大致上淤血部分由紫色轉為紅色，這時可貼上微溫濕布。塗上橄欖油，用輕擦法按摩。特別是腿、手臂、腿肚等大肌肉的地方均要用此法。

④膝部的撲傷

膝部的撲傷多發生在打棒球，以及日常生活或其他運動時。

若是單純的膝部打傷，不要用手去按揉，可用冷濕布藥貼在患部二～三天觀察其變化。

任何打撲傷均絕對禁止喝酒，如果受傷後當天飲酒，翌日患部會腫脹疼痛兩三倍。當然要治療也就更費時了。並且也不能入浴，若要使患部冷卻的情況，最少要兩天使患部保持冷卻。

膝蓋受傷後彎曲時，會感覺好像有異物進入膝部，會發出咕！咕！的小聲音。

若膝部彎曲伸直會晃動時，可能是膝部橫側的韌帶受傷或膝部的腱損傷，要請專門醫生治療。

膝部的損傷

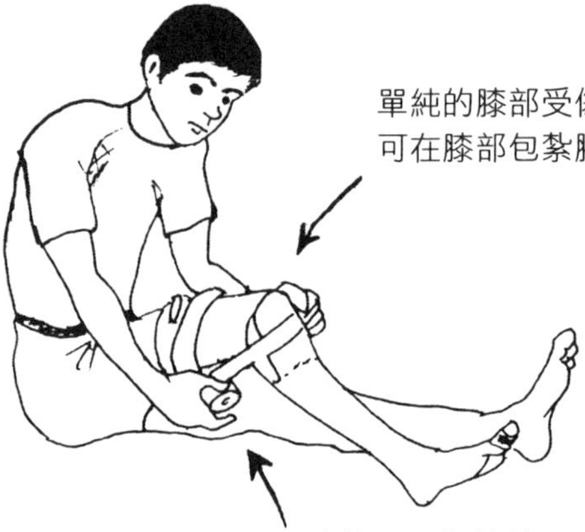
可在膝部包紮膠布
膝蓋頭下方斜斜

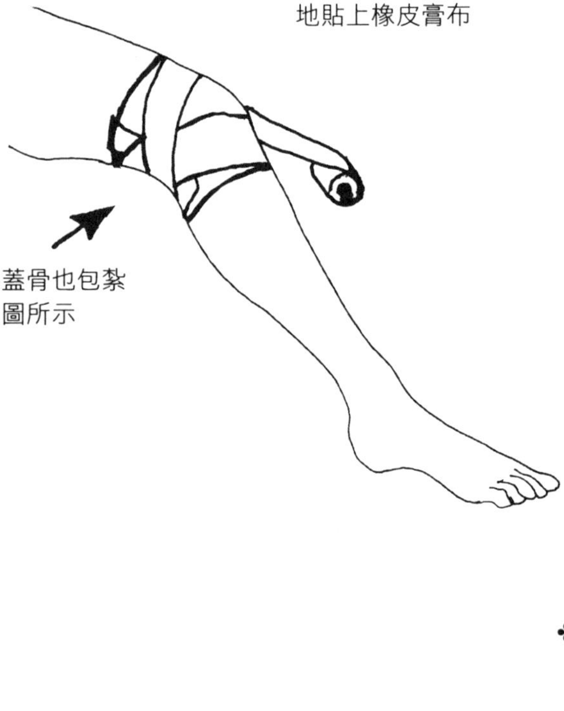
如圖所示

4.肉　腫——剛起床跑步時要注意

肉腫是肌肉某處發生的毛病。

肉腫發生的原因很多，如維他命B1不足，肌肉使用過度疲勞而變僵硬，或平時肌肉很少活動、突然大量活動，運動前的準備運動不足，運動場不良，投球及打擊方法突然轉變，早上剛起床立刻運動……等。因這些原因而發生肌肉痛或肌肉發炎症，更嚴重者肌膜下出血、肌肉纖維斷裂。

肉腫即肌膜下出血、肌纖維斷裂的總稱，並不是單純的肌肉痛或發炎症。

在運動途中，跑步或是突然停止，或是打高爾夫球搖桿過劇，可能就會引起肌纖維斷裂，而肌膜下出血。

肉腫時要早點止血，堵住傷口，在傷口可用「提並固」包紮法（參照一八〇頁圖），貼上冷濕布。普通肉腫，以肌纖維的方向與疼痛處成直角為中心，使附近的肌肉集中，用膠布固定。

受傷後二十四小時～四十八小時之間禁止入浴，繼續貼用冷濕布使之冷卻，也絕對禁止按摩，經過一～二天出血止住，傷口也堵住了，在患部用手觸摸，會有硬塊出現。

這是出血之血所凝固的。經過一～二天出血止住後，第三天換用溫濕布，溫濕布用法在第三章有說明。

然後塗上橄欖油，用指腹施行輕擦法，給予患部按摩。若是經五天～一週間，患部仍感到笨重、無力，腳不能伸張，要請專門醫生治療了。

輕微的內腫，有時腿也不能舉起，這是在腿跟淋巴腺有一個至四、五個小顆粒狀的硬塊。這是疲勞所引起的（若是大的顆粒則另有原因），這時可在患部輕輕地施行壓迫法，再敷上濕布，經二～三天休息，就可恢復足部疲勞。

通常在運動前最好先作準備運動，若感覺某處肌肉發硬，應多加做伸展運動。另外，要注意早起即跑步的情況，應該先做準備運動。通常人體肌肉、神經最活潑的時刻為起床後的四小時，然後再持續四小時，經過十二小時後，漸漸感到疲勞，所以，運動前要有充足的準備運動。

肉　腫

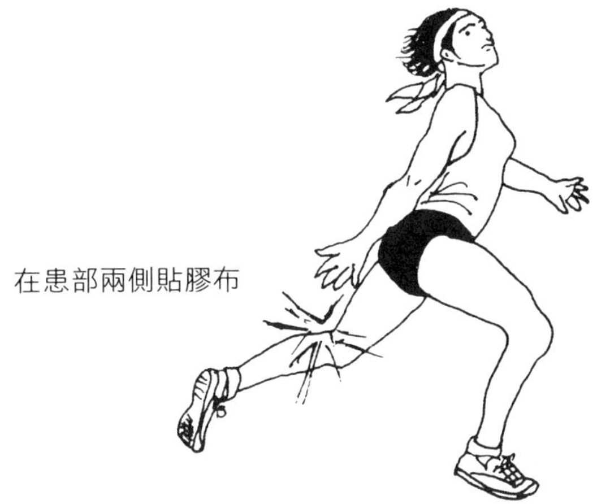

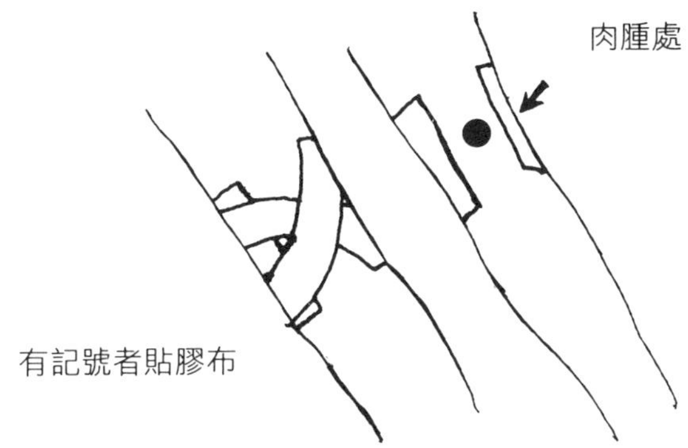

5.手肘的疼痛——連續的衝擊所引起

玩棒球或打網球的人手肘常易感到疼痛。那是因為手肘常受到衝擊的緣故。例如棒球，因為常常投球，故肌肉易疼痛、變硬。

因此，練球或賽球後，若感到手肘疼痛，彎曲很難伸展可用下列方法消除疼痛。入浴時用熱水暖和手肘及其周圍，然後伸展手肘。

方法為坐著一隻腳伸直，另一隻腳盤腿（左右腳均可）。

然後手臂伸入彎曲的腳內，用槓桿原理似的伸展手臂（如一八五頁圖）可反覆做五～六次。然後敷上濕布藥。

翌日仍用同樣方法來做，然後貼濕布。一天可做二次。

第三天，暖和手肘及其周圍後，可舉啞鈴做手臂的屈伸運動。

第四天也照第三天同樣方法來做，若到了第五天仍彎曲、疼痛，就可能是關節內部的傷害，要請專門醫生治療了。

關節內部的傷害，大都是軟骨剝離。關節內的軟骨組織被剝落，可能是手肘長時間、連續的衝擊而導致的結果。

因此，棒球隊的許多投手大多為手肘的軟骨所困惱。

一般的外科醫生手術也只能除去剝落部分，軟骨剝離與體質也有關，而手術後再發的可能性也有。

手肘的疼痛

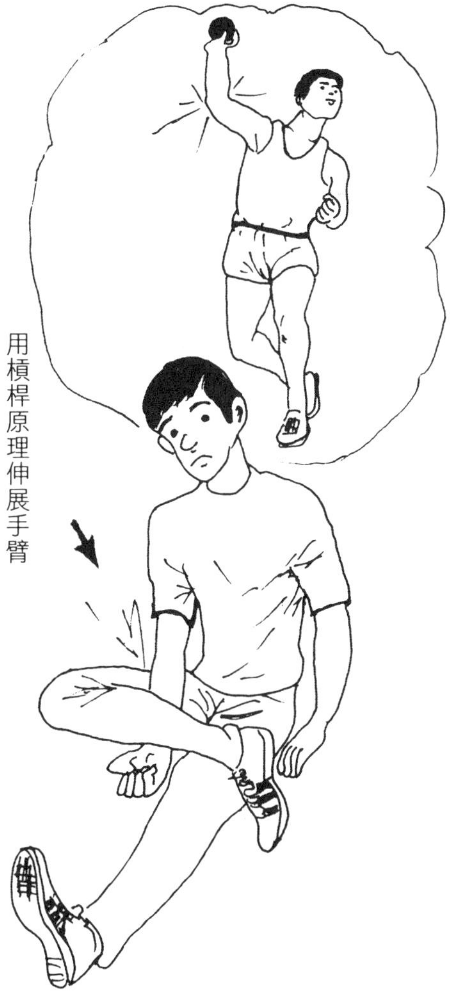

6. 腰　痛——依其原因治療法各有不同

腰痛實在是很複雜的，腰痛部位有時在尾骶骨周圍，有時在橫腹，有時在臀部上側。

而腰痛發生的原因也有多種，當然也有因疲勞而產生的，這比較容易治療，只要做些腹肌、背腹運動、伸伸腰、腰部左右回轉就可消除疲勞。如果不是單純疲勞的腰痛，要請專門醫生治療。

①**脊椎分離症**　脊椎的某部分離，可能是體質的關係、非常難治，等長大成人之後，脊椎會感到很重，時常疼痛。尤其是疲勞後更劇烈的疼痛。

②**脫腸症**　第四腰椎與第五腰椎之間軟骨（椎間板）突出，壓迫神經而造成疼痛。必須治療才行。

③**腰滑症**　脊椎（第三腰椎）滑下分歧，神經受刺激時就會疼痛，也有治療的必要。

脊椎腰滑症，有的外科也不太了解，因為照X光，○・五毫米以下的分歧就照不到，而以為是神經痛。用手指壓著分歧會痛的那一部分，或許就會發現，而加以治療也是可以的。

④彎曲症　彎曲症是連繫椎骨與椎骨的小韌帶（稱為棘間韌帶，左右各一條）損傷所引起的症狀。韌帶損傷後，伸展時會痛，故常處於收縮狀態，結果造成椎脊彎曲。彎曲症有時會變成腰滑症進而成脫腸症。

⑤變型症　變型症大都起於頸椎、腰椎、手肘的關節，屬於老人性的症狀。骨骼因摩擦，而附有鈣，壓迫刺激周圍的神經、肌肉，而造成疼痛，磨減越劇時鈣質聚集越多，因而變型也越厲害，嚴重時關節就不能移動。

⑥肌肉的疼痛　如肌肉炎、肌肉損傷（肉腫）、肌膜炎等等，均是廣背肌、臀肌、斜腹肌容易發生的症狀。

腰痛的原因大致分為上列幾種，外行人若要分辨實在困難，有時連外科醫生也不太了解。所以，要治療時必須有高度的技術才能辦得到。紅外線與超音波的物理治療也要一併使用。

因此第一、二章的運動療法不得治療的腰痛，不可單靠家庭療法，而且適合於A先生的療法，不一定適用於B先生。

總而言之，腰為人體的中樞，若有毛病最好請專門醫生來診斷較為適當。

7.骨膜炎——禁止在水泥地上訓練

在寒冷天氣運動時，常會有疲勞性的骨膜炎發生。棒球選手大都發生在手肘，而田徑場上長距離賽跑的選手，足脛骨下三分之一處也會發生骨膜炎。特別是在水泥地上接受跑步訓練的選手最易發生。

骨膜炎症狀最初會感到手、腳漸漸笨重。若放任不管則不但會疼痛，且手難於舉止，腳難於行走。

這就是骨膜腫脹發炎了，若要治療必須費相當的時間。

在手腳感到笨重的二天間，可用冷濕布在患部冷卻，一天做二次。

到第三天時用溫水暖和患部，漸漸再用較高溫的水暖和患部，可用白金懷爐保溫患部，在這期間手腳禁止活動，也禁止按摩。

慢慢地做做手肘及足部的運動，若是仍感手腳笨重，再用同樣方法反覆治療。總要有耐性地，到治療好為止。

身體有毛病時越早治療越好，而且越早治療也能減少無謂的苦痛。

若是單純的疲勞三～四天，經過五天尚未消除，就要找專門醫生治療了。

骨膜炎

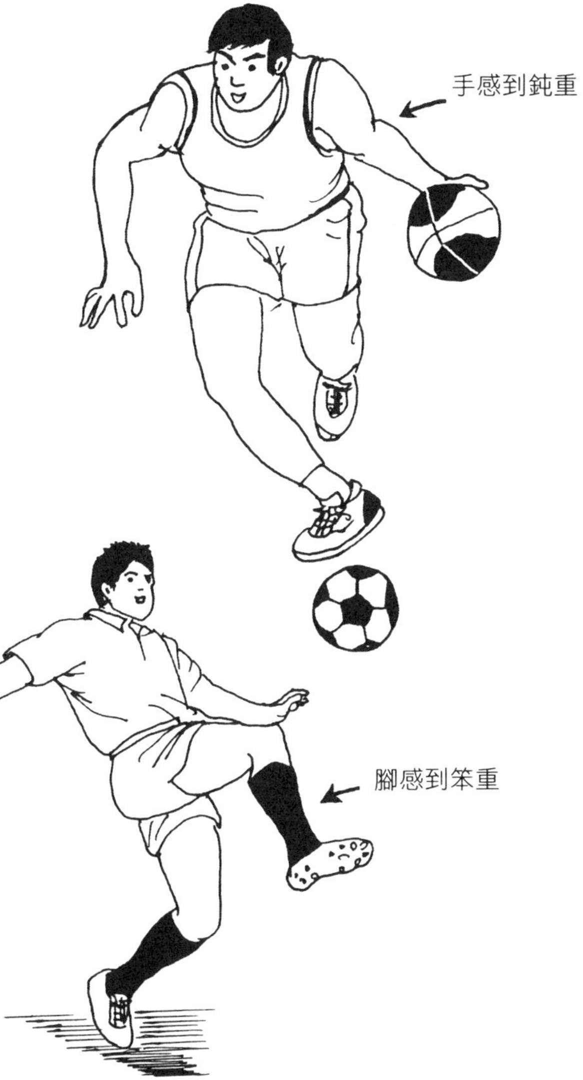

8.扭腰症——內出血的處置要有解決的辦法

年輕人在運動或從事粗重肉體勞動後，肌肉疲勞時，又搬重的東西，腰部負擔過重時，就容易扭到腰。

還有中年人在運動前後做幾分鐘準備運動，例如，打高爾夫球而閃到腰，腰部受到衝擊，以致腰部無法自在地活動。

通常扭腰症，是椎間板脫腸的代名詞，被認為是難治之症，當然可能是骨的異常，但初期症狀應該是肌肉的異常，例如肌肉扭到，肉腫、韌帶的損傷或剝離的情形也很多，或是骨與肌肉的異常所合併的重症。

最要緊的是消除淤血，使淤血儘量減少，此為應急措施。

扭腰時，要儘量保持冷靜，用膠布固定，使傷口收縮，然後敷上冷濕布，再用橡皮包帶包紮。不能給與肌肉推壓，推壓時會使神經麻痺，雖然一時能減少痛苦，但會使淤血更劇。

應急措施完成後最好請專門醫生治療，這樣能儘早治好。

若是肌肉內出血，能給予適當的治療，驅散淤血就可治癒，若放任不管，可能進而變成彎曲症或椎間板脫腸症了。

扭腰症

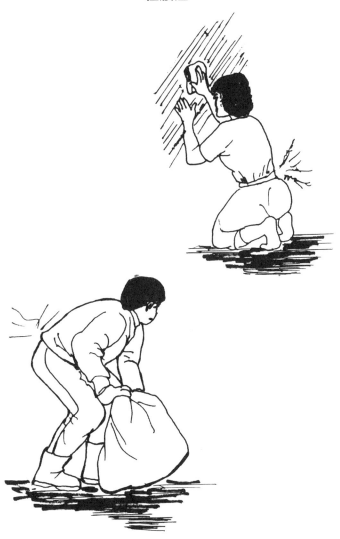

9.頸部震盪症——適當的治療可以痊癒

最近由於車禍事件日多，故頸部震盪的機會也就越多，而且在日常生活中頸部震盪的機會也很多。許多人均認為頸部震盪很可怕，其實那是過於大肆喧染的，實際上它與扭腰症同樣，沒有特別恐懼的必要。

頸部震盪症所以會手麻痺，那是由於頸部肌肉捻到引起淤血，因而壓迫了腕神經。

所以，頸部震盪症的治療也要從淤血著手。使患部冷卻，固定，止住出血後，使之暖和，早點驅散淤血。

應急的治療，頸部不要亂動，在痛處用冷濕布使之冷卻，當然早點請醫生治療是最好的。

某一年曾察過十位患有頸部震盪症的患者，其中有二人可能有骨部異常之疑而送到醫院給專門醫生治療，其餘的八人當中，三人五天內就完全治好，二人一週治好，二人二週治好。

另外一人經過治療二十天後頸部到肩部的疼痛消除。

由此可見，頸部震盪症並非多麼可怕的症狀。只要適當地作應急措施，而且給專門醫生治療就沒什麼可擔憂了。

頸部震盪症

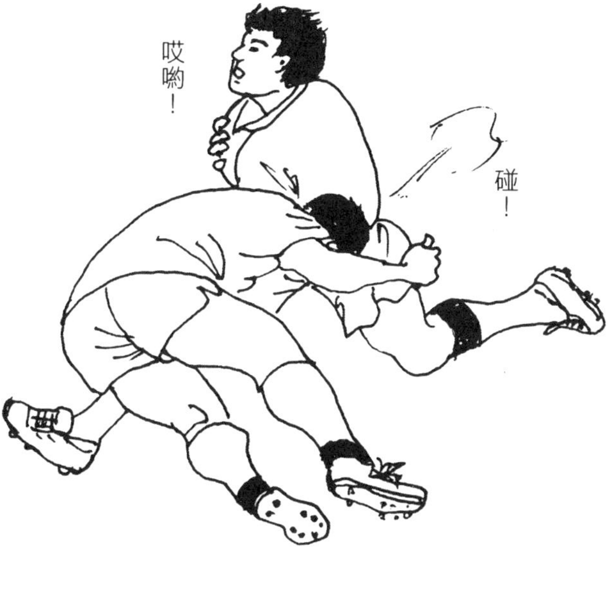

跟腱炎

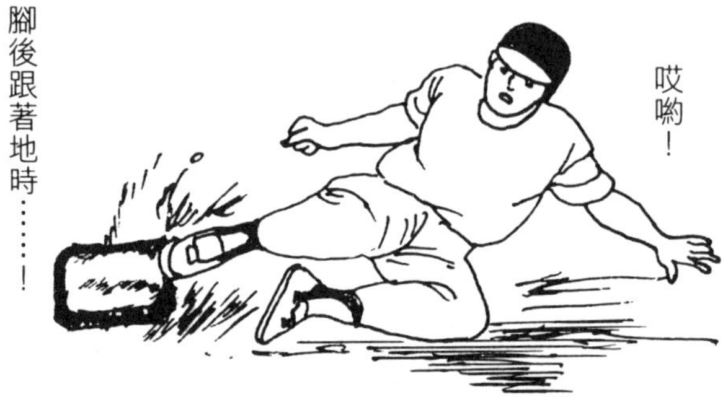

10.跟腱炎——為腳跟碰撞所引起

不管是運動員或普通人在跑跳時，有時腳後跟強烈地衝擊地面，而引起跟腱炎，或是連接跟腱的踵骨，以及跟腱橫側，平目肌腱發腫。

若症狀輕，可能不太要緊，但若是走路會繼續疼痛可能就會發炎了。必須採取應急治療。

方法為腳稍彎曲，腳尖向上，用膠布固定，在患部敷上冷濕布。

若是平目肌腱疼痛時，也是腳朝不痛方向彎曲，用膠布固定，敷上冷濕布。

若是跟腱受傷時，為了不使傷口擴大，也是要腳彎曲，用膠布固定。

因此，最好避免由高處跳下以免損傷跟腱。尤其是中年以上的人要特別注意。跑步或跳躍最好不要養成腳後跟著地的習慣。

11. 脖子筋扭到——使患部暖和，移動筋肉

早上起床時，頸部感到疼痛，或是根本不能轉動，這就是扭到了脖子筋。頸部擰了筋大致與頸部震盪症原理相同，可說就是輕微的頸部震盪症。

例如枕頭過高，頭部睡落了枕；或是枕頭過於柔軟，頭部埋於枕頭，一不小心頸部就會扭到了。此時頸部的肌肉（胸鎖乳突肌）或肩部的肌肉擰到，不知不覺間淤血，因而早上起來就會疼痛。

症狀輕微時，肌肉一部份變硬、萎縮，大約經過二～三天就會回復，但為了早日回復，可在疼痛處使之暖和，自己轉動頸部，大約一天即可復原。

若是頸部一點也不能轉動，則肌肉完全扭到，可能是肌膜下淤血了。

此時必須採取應急措施，先用濕布敷於患部，並且使患部固定。能用石膏當然是最理想，但一般家庭大都沒有石膏，可用報紙代替。

報紙可折成與頸部同長，其上再覆蓋脫脂棉，這樣不會擦傷皮膚。

敷上冷濕布後覆上報紙脫脂棉，再用包帶、膠布使之固定，這樣可限制頸部大幅度的活動。

動。

一天兩次更換冷濕布。

到第三天更換為溫濕布，五天後，頸部可做前後左右彎曲，伸展，左右回轉運動。在這期間要禁酒，入浴也儘量避免。

這樣一來，頸部可慢慢自由轉動，也不疼痛了。若是疼痛仍然未消除或頸部難以移動，則要請醫生診治較妥。

若是肩或背部扭到了筋，大概均因為運動或做勞力工作，肌肉疲勞所引起。可使患部暖和，做些活動肌肉的運動，大概二～三天就可治好。

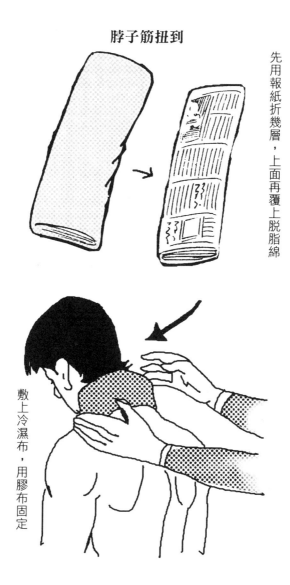

脖子筋扭到

先用報紙折幾層，上面再覆上脱脂綿

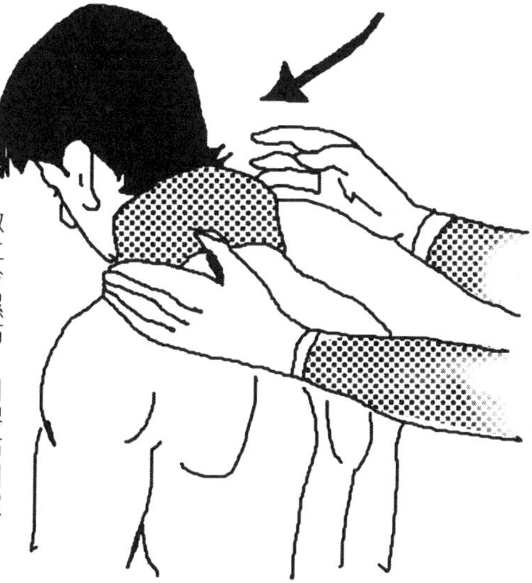

敷上冷濕布，用膠布固定

12.戳傷指頭——嚴重時指頭會變形

當我們在接球時，一不小心就會戳傷指頭。若是症狀不重，將手指拉直，敷上冷濕布，大約經過二～三天就可治好。

但若骨折、脫臼則非常疼痛，可能指頭會歪曲，骨頭脫出皮膚，這時就要請醫生治療。因為自己治療，若沒完全治好，手指會變形，在日常生活中成為我們的障礙，所以，必須照X光確實的治療。

若是腱斷裂了，會異常疼痛，手指難以彎曲，最好立刻請醫生治療。但有些職業棒球選手卻因手指變形而投出了特殊的球，成為成功的投手，不過那是特殊的例子。

有位女性的右手指，因與他人拉扯，小指第二關節疼痛，而她卻不放在心上，經過一個月後，手要抓東西時卻辦不到，後來醫治十幾天才治癒。

輕微的脫臼大約一週可治癒，一般手指症就會轉為劇烈，大都是輕忽的結果。

戳傷手指

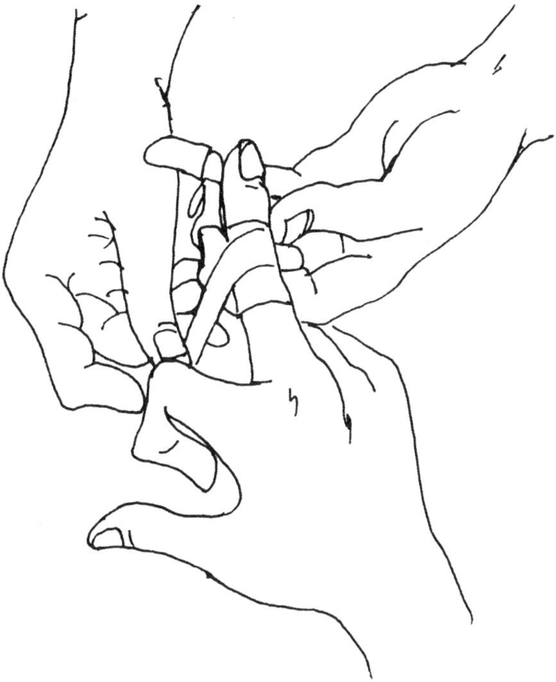

• 手指戳傷，膠部固定法
貼在疼痛部份，交叉固定，
使關節不要移動。

13.指頭軟骨突出——拉引指頭，伸張關節

指頭若是受到多重撞擊，指根的關節軟骨就會凸出。發生此症狀最多的是拳擊手，在拳頭的峰與峰之間的凹處變成平平。

此外，如跳古典芭蕾舞的舞蹈人員，時常會發生腳的大拇趾跟軟骨突出，向橫側腫脹。而跳欄選手也易發生此症。

這是因為關節中的軟骨受到衝擊，而漸漸變硬，疼痛增加，經過十天後疼痛更劇，除了手術別無他法。

最初腫脹時，可強力拉引指頭，伸展關節，將突出的軟骨推壓，或許能治好。

此症與戳傷指頭較難區別，戳傷指頭後，用膠布固定，敷上冷濕布，如果經過二～三天仍然還疼痛，可能就有軟骨突出之虞了。此時只有請醫生治療，若忽視而不管，只有付諸手術一途而已，要特別注意。

軟骨突出

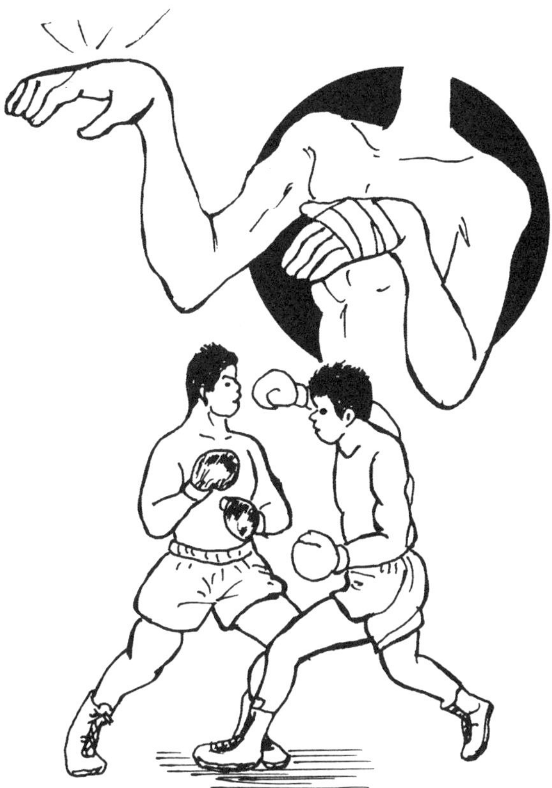

14.腱鞘炎——一學就會的治療法

腱鞘是指覆於手指腱外側，司保護作用的幅圍廣大的鞘部。若此處發炎，稱為腱鞘炎。是打棒球、高爾夫球、網球、羽毛球時容易發生的症狀。手部在投擲時發生的症狀。

腱鞘炎發生的直接原因是手根關節小骨的嚙合異常。平平地照X光時骨部的異常不易發現，但手指彎曲伸展，由橫處照時，就可發現了，由於此骨部的異常壓迫腱鞘，因而發炎。

腱鞘炎的治療法，看幾次後，普通人也可立刻學會。如二〇三頁圖兩手握住對方手部，輕輕地搖動就可發現骨頭發出聲音，然後輕輕地推壓骨頭，使手部上下搖動，手部的轉動就變得順暢了，由於作法簡單，任何人均會。

但是，若手部搖動時疼痛異常，可能是真正嚴重的腱鞘炎，大拇指側與小拇指側疼痛時，更複雜，最好請專門醫生治療。

腱鞘炎

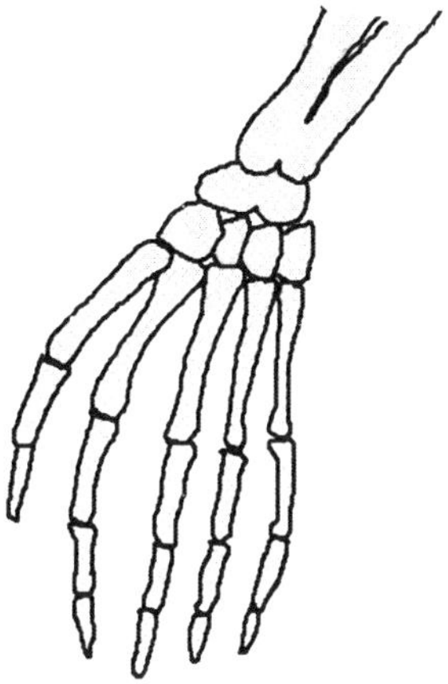

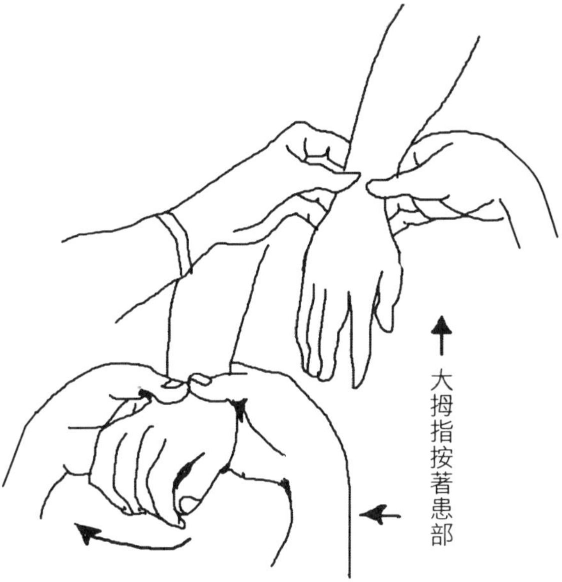

15.抽　筋——因維他命、鹽分不足而引起

肌肉急遽收縮的症狀，在冬季大都是由於準備運動不足，受到寒氣，以及肌肉的疲勞所引起。在夏天則是維他命及鹽分不足所引起。

由上項原因就可事先預防抽筋發生，運動前多做幾分鐘準備運動，徹底消除肌肉的疲勞。特別是腿肚最容易抽筋，故在洗澡時，可將足部後側敲擊瓷磚，此法頗為有效。

同時要注意營養，使體內維他命養分充足，夏天運動前，攝取少許鹽分，也是必要的。

若是感到肌肉僵硬，有發生抽筋的可能時，伸展腿肚向後走。實際發生時，可用手拉引收縮的肌肉，拉引十秒大約可解決，若仍不行可做三次。

抽　筋

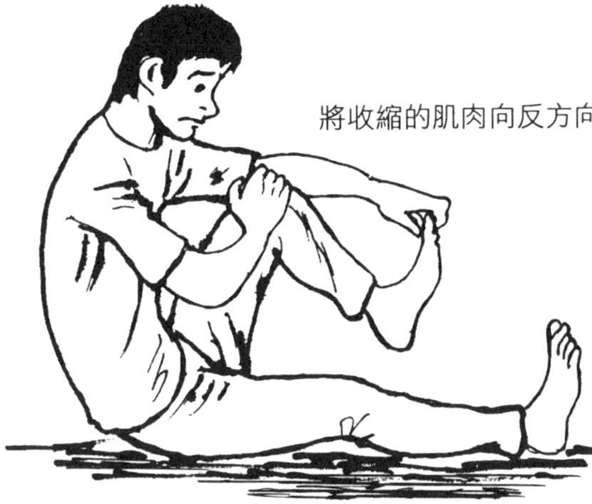

將收縮的肌肉向反方向伸展

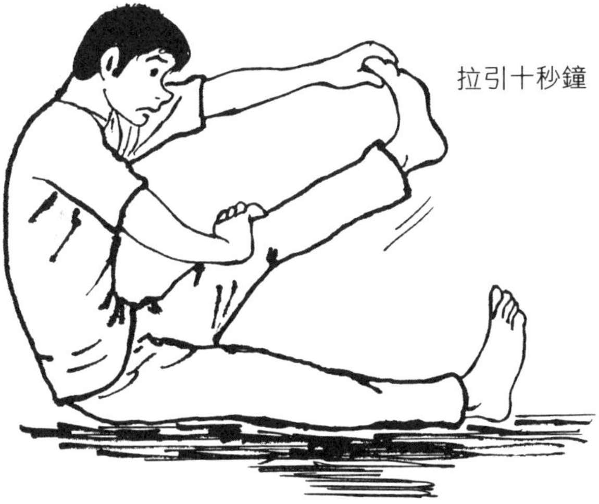

拉引十秒鐘

16.背部的疼痛——若放任不管會出大毛病

打高爾夫球揮桿時，身體急劇的扭轉，有時肩胛骨之間與肩部會感到鈍痛。

由於疼痛不太劇烈，故有些人可能會不太在意，若放任不管，將會變得很糟。此部的疼痛為肋間神經痛、上膊神經痛以及腰與頸肌肉的萎縮。大抵這些均是疲勞所引起。

應急措施是一邊步行，一邊以另一隻手抓住疼痛側的手肘，回轉身體（頸部仍向正面）如圖所示。

洗澡時也可以做此運動，及第三章所介紹的背部到腰的按摩。

若仍不能治好，可能是胸椎分歧，要請醫生矯正。因此，單單的肌肉萎縮不能放任不管，可能會發展成骨的異常，應該早日治好。

背部的疼痛

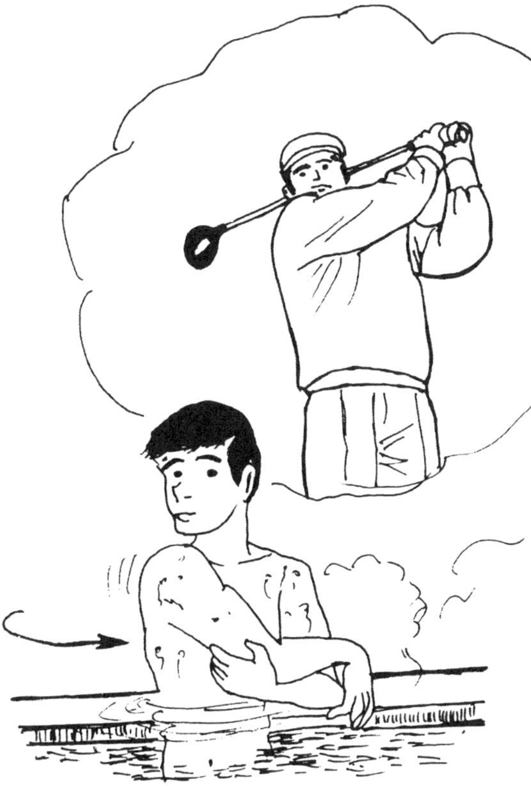

頸部仍向正面

17. 四十肩、五十肩——盡量活動以防衰老

四十歲或五十歲所發生的肩痛，首先在肩關節的周圍，特別是前側非常疼痛，手臂舉上比肩高時肩部就疼痛，橈骨側的手肘也疼痛，有時痛得徹夜難眠。

這樣持續的疼痛，經過三個月至三年左右才不知不覺中治好。此稱為四十肩或五十肩。

健康人的手臂，可以抬到正下方，即可以進行一八〇度的移動。此時肩關節負責一二〇度，肩胛骨負責六十度。換言之，肩關節與肩胛骨以二比一的比例活動，如此才能使手臂往上抬。

罹患四十肩、五十肩的人，每次要將手臂上抬時，經常是背骨彎曲，會出現好像將整個肩往上抬似的動作。但這只有肩胛骨將手臂往上抬的動作而已。

此症可能是風濕性神經痛的一種，原因還不甚明瞭，也可能是荷爾蒙不平衡，特別是副腎皮質的荷爾蒙不足。若注射副腎皮質荷爾蒙，可能又會有副作用（臉會變成紅腫），所以，也不是妥當療法。

身體多活動舒展，不但對此症狀有助益，且能防止肌肉衰老。

四十肩、五十肩

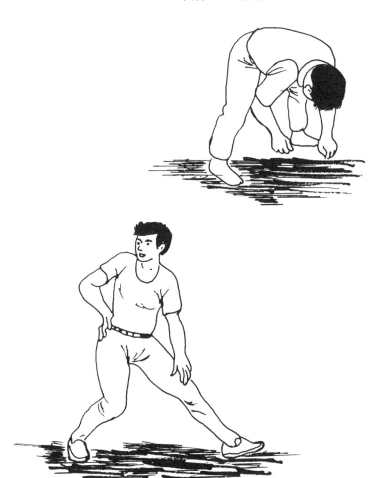

身體盡量活動舒展

18.前顎脫臼——盡量用力使之合攏

前顎的脫臼大部分均發生於張開大口，打哈欠或吃東西或歌唱、大笑時一不小心顎部脫臼不能合攏了。

在旁人看起來好像很有趣，但是，本人則非常痛苦。要使關節合攏，外行人也辦得到，可由下列方法矯正。

輔助者兩手托住脫臼者的下巴，用力把它壓進去，使口合攏，當然患者或許會疼痛，但這也是沒辦法的，只有抱定決心一試了。

矯正時必須部位要看正確來做。

前顎脫臼

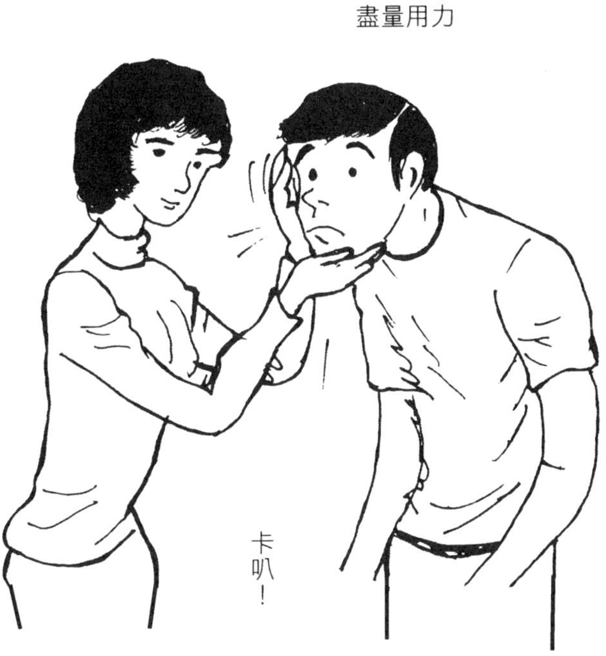

19.指甲淤血、割傷——絆創膏帶的治療法

在玩棒球時中指與食指的指甲容易割傷，尤其是在寒冷的冬天，運動時指甲淤血情形較多。

治療法可用絆創膏帶剪成指甲狀，貼在指甲傷處，然後在其中再敷上水溶性絆創膏，隨之在上面再貼上絆創膏帶，最後再擦上水溶性絆創膏。

這樣經過十五分鐘後再打開。經過一～二天後指甲淤傷就好些，經過二週大致可痊癒。

若是被球打中，腳大拇趾甲淤血時，可用消毒的脫脂棉貼於指甲，上面再貼上膠布，輕輕地走動，大致無礙。

然後可用敷上消毒的濕布，用包帶綁住。一天替換一次，一週後可治癒。但入浴時患部不能碰到水，此點要注意。

指甲割傷、淤血

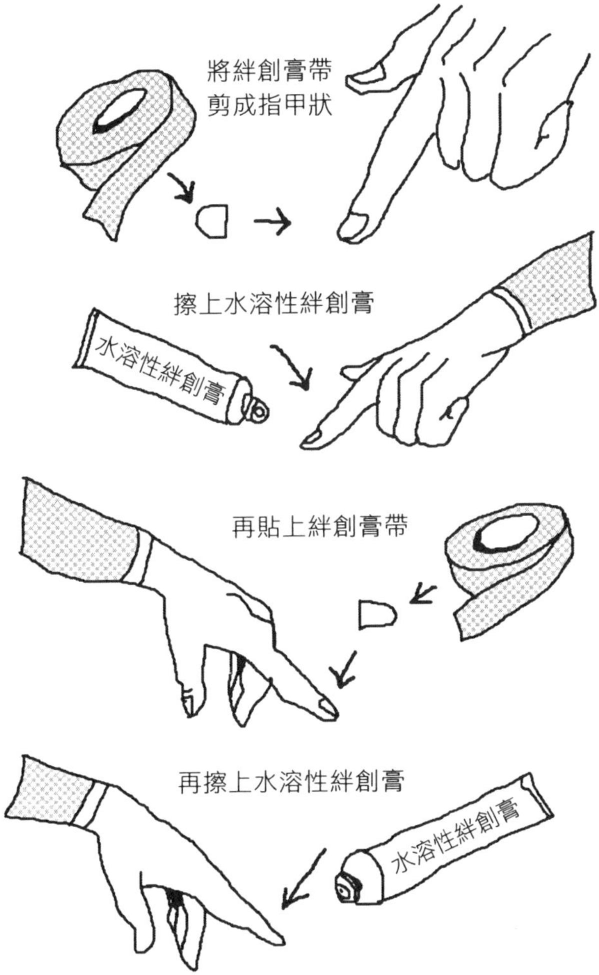
將絆創膏帶
剪成指甲狀
擦上水溶性絆創膏
水溶性絆創膏
再貼上絆創膏帶
再擦上水溶性絆創膏
水溶性絆創膏

20.膝部關節的外傷——從小運動不足為造成此症的原因

膝部關節的外傷有扭傷，或打撲所引起的內外側副韌帶損傷，或是半月板損傷（膝蓋骨外側、內外的軟骨），關節內多叉十字韌帶損傷，以及水腫、血腫或變形性（特別是老人性）關節炎的水腫。最近有國小五、六年級前後的疲勞性關節炎，這是幼兒時期運動不足所造成的。

水腫雖然消掉好幾次積水，但仍容易蓄積，慢性症狀時，每週必須消掉一次積水。若是兩、三次消掉水仍制止不住時，最好治療損傷部分。

內外側副韌帶的損傷，半月板傷等可用提並固定包紮治療，不過這也僅限於早期的治療。

21.股關節扭傷——女性生產時特別容易發生

先天性（幼兒）的股關節脫臼那是另當別論，成人運動時的脫臼雖然比較少，但韌帶扭傷或是肌肉扭傷卻時時可見。

特別是女性生產起床時或產後起床時，特別容易發生此症狀。

此外芭蕾舞女演員也容易發生此症狀，臀部疼痛時與腰痛的坐骨神經痛不同。

此症從大腿至腰之間必須吊有彈性的繃帶，這樣比較舒服，且治療效果較高。

大展出版社有限公司
品冠文化出版社

圖書目錄

地址：台北市北投區(石牌)
致遠一路二段 12 巷 1 號
郵撥：01669551<大展>
19346241<品冠>

電話：(02) 28236031
28236033
28233123
傳真：(02) 28272069

·熱門新知·品冠編號 67

1.	圖解基因與 DNA	(精)	中原英臣主編	230 元
2.	圖解人體的神奇	(精)	米山公啟主編	230 元
3.	圖解腦與心的構造	(精)	永田和哉主編	230 元
4.	圖解科學的神奇	(精)	鳥海光弘主編	230 元
5.	圖解數學的神奇	(精)	柳谷晃著	250 元
6.	圖解基因操作	(精)	海老原充主編	230 元
7.	圖解後基因組	(精)	才園哲人著	230 元
8.	圖解再生醫療的構造與未來		才園哲人著	230 元
9.	圖解保護身體的免疫構造		才園哲人著	230 元
10.	90 分鐘了解尖端技術的結構		志村幸雄著	280 元

·名人選輯·品冠編號 671

1.	佛洛伊德	傅陽主編	200 元
2.	莎士比亞	傅陽主編	200 元
3.	蘇格拉底	傅陽主編	200 元
4.	盧梭	傅陽主編	200 元

·圍棋輕鬆學·品冠編號 68

1.	圍棋六日通	李曉佳編著	160 元
2.	布局的對策	吳玉林等編著	250 元
3.	定石的運用	吳玉林等編著	280 元
4.	死活的要點	吳玉林等編著	250 元

·象棋輕鬆學·品冠編號 69

1.	象棋開局精要	方長勤審校	280 元
2.	象棋中局薈萃	言穆江著	280 元

·生活廣場·品冠編號 61

1.	366 天誕生星	李芳黛譯	280 元

2. 366天誕生花與誕生石 李芳黛譯 280元
3. 科學命相 淺野八郎著 220元
4. 已知的他界科學 陳蒼杰譯 220元
5. 開拓未來的他界科學 陳蒼杰譯 220元
6. 世紀末變態心理犯罪檔案 沈永嘉譯 240元
7. 366天開運年鑑 林廷宇編著 230元
8. 色彩學與你 野村順一著 230元
9. 科學手相 淺野八郎著 230元
10. 你也能成為戀愛高手 柯富陽編著 220元
11. 血型與十二星座 許淑瑛編著 230元
12. 動物測驗—人性現形 淺野八郎著 200元
13. 愛情、幸福完全自測 淺野八郎著 200元
14. 輕鬆攻佔女性 趙奕世編著 230元
15. 解讀命運密碼 郭宗德著 200元
16. 由客家了解亞洲 高木桂藏著 220元

・女醫師系列・品冠編號 62

1. 子宮內膜症 國府田清子著 200元
2. 子宮肌瘤 黑島淳子著 200元
3. 上班女性的壓力症候群 池下育子著 200元
4. 漏尿、尿失禁 中田真木著 200元
5. 高齡生產 大鷹美子著 200元
6. 子宮癌 上坊敏子著 200元
7. 避孕 早乙女智子著 200元
8. 不孕症 中村春根著 200元
9. 生理痛與生理不順 堀口雅子著 200元
10. 更年期 野末悅子著 200元

・傳統民俗療法・品冠編號 63

1. 神奇刀療法 潘文雄著 200元
2. 神奇拍打療法 安在峰著 200元
3. 神奇拔罐療法 安在峰著 200元
4. 神奇艾灸療法 安在峰著 200元
5. 神奇貼敷療法 安在峰著 200元
6. 神奇薰洗療法 安在峰著 200元
7. 神奇耳穴療法 安在峰著 200元
8. 神奇指針療法 安在峰著 200元
9. 神奇藥酒療法 安在峰著 200元
10. 神奇藥茶療法 安在峰著 200元
11. 神奇推拿療法 張貴荷著 200元
12. 神奇止痛療法 漆 浩 著 200元
13. 神奇天然藥食物療法 李琳編著 200元

14. 神奇新穴療法	吳德華編著	200 元
15. 神奇小針刀療法	韋丹主編	200 元

・常見病藥膳調養叢書・品冠編號 631

1. 脂肪肝四季飲食	蕭守貴著	200 元
2. 高血壓四季飲食	秦玖剛著	200 元
3. 慢性腎炎四季飲食	魏從強著	200 元
4. 高脂血症四季飲食	薛輝著	200 元
5. 慢性胃炎四季飲食	馬秉祥著	200 元
6. 糖尿病四季飲食	王耀獻著	200 元
7. 癌症四季飲食	李忠著	200 元
8. 痛風四季飲食	魯焰主編	200 元
9. 肝炎四季飲食	王虹等著	200 元
10. 肥胖症四季飲食	李偉等著	200 元
11. 膽囊炎、膽石症四季飲食	謝春娥著	200 元

・彩色圖解保健・品冠編號 64

1. 瘦身	主婦之友社	300 元
2. 腰痛	主婦之友社	300 元
3. 肩膀痠痛	主婦之友社	300 元
4. 腰、膝、腳的疼痛	主婦之友社	300 元
5. 壓力、精神疲勞	主婦之友社	300 元
6. 眼睛疲勞、視力減退	主婦之友社	300 元

・休閒保健叢書・品冠編號 641

1. 瘦身保健按摩術	聞慶漢主編	200 元
2. 顏面美容保健按摩術	聞慶漢主編	200 元
3. 足部保健按摩術	聞慶漢主編	200 元
4. 養生保健按摩術	聞慶漢主編	280 元

・心 想 事 成・品冠編號 65

1. 魔法愛情點心	結城莫拉著	120 元
2. 可愛手工飾品	結城莫拉著	120 元
3. 可愛打扮 & 髮型	結城莫拉著	120 元
4. 撲克牌算命	結城莫拉著	120 元

・少 年 偵 探・品冠編號 66

1. 怪盜二十面相	（精）	江戶川亂步著	特價 189 元
2. 少年偵探團	（精）	江戶川亂步著	特價 189 元

3. 妖怪博士	（精）	江戶川亂步著	特價 189 元
4. 大金塊	（精）	江戶川亂步著	特價 230 元
5. 青銅魔人	（精）	江戶川亂步著	特價 230 元
6. 地底魔術王	（精）	江戶川亂步著	特價 230 元
7. 透明怪人	（精）	江戶川亂步著	特價 230 元
8. 怪人四十面相	（精）	江戶川亂步著	特價 230 元
9. 宇宙怪人	（精）	江戶川亂步著	特價 230 元
10. 恐怖的鐵塔王國	（精）	江戶川亂步著	特價 230 元
11. 灰色巨人	（精）	江戶川亂步著	特價 230 元
12. 海底魔術師	（精）	江戶川亂步著	特價 230 元
13. 黃金豹	（精）	江戶川亂步著	特價 230 元
14. 魔法博士	（精）	江戶川亂步著	特價 230 元
15. 馬戲怪人	（精）	江戶川亂步著	特價 230 元
16. 魔人銅鑼	（精）	江戶川亂步著	特價 230 元
17. 魔法人偶	（精）	江戶川亂步著	特價 230 元
18. 奇面城的秘密	（精）	江戶川亂步著	特價 230 元
19. 夜光人	（精）	江戶川亂步著	特價 230 元
20. 塔上的魔術師	（精）	江戶川亂步著	特價 230 元
21. 鐵人Q	（精）	江戶川亂步著	特價 230 元
22. 假面恐怖王	（精）	江戶川亂步著	特價 230 元
23. 電人M	（精）	江戶川亂步著	特價 230 元
24. 二十面相的詛咒	（精）	江戶川亂步著	特價 230 元
25. 飛天二十面相	（精）	江戶川亂步著	特價 230 元
26. 黃金怪獸	（精）	江戶川亂步著	特價 230 元

・武　術　特　輯・大展編號 10

1. 陳式太極拳入門	馮志強編著	180 元
2. 武式太極拳	郝少如編著	200 元
3. 中國跆拳道實戰 100 例	岳維傳著	220 元
4. 教門長拳	蕭京凌編著	150 元
5. 跆拳道	蕭京凌編譯	180 元
6. 正傳合氣道	程曉鈴譯	200 元
7. 實用雙節棍	吳志勇編著	200 元
8. 格鬥空手道	鄭旭旭編著	200 元
9. 實用跆拳道	陳國榮編著	200 元
10. 武術初學指南	李文英、解守德編著	250 元
11. 泰國拳	陳國榮著	180 元
12. 中國式摔跤	黃　斌編著	180 元
13. 太極劍入門	李德印編著	180 元
14. 太極拳運動	運動司編	250 元
15. 太極拳譜	清・王宗岳等著	280 元
16. 散手初學	冷　峰編著	200 元
17. 南拳	朱瑞琪編著	180 元

18. 吳式太極劍	王培生著	200 元
19. 太極拳健身與技擊	王培生著	250 元
20. 秘傳武當八卦掌	狄兆龍著	250 元
21. 太極拳論譚	沈 壽著	250 元
22. 陳式太極拳技擊法	馬 虹著	250 元
23. 二十四式 三十二式 太極 拳 劍	闞桂香著	180 元
24. 楊式秘傳 129 式太極長拳	張楚全著	280 元
25. 楊式太極拳架詳解	林炳堯著	280 元
26. 華佗五禽劍	劉時榮著	180 元
27. 太極拳基礎講座：基本功與簡化 24 式	李德印著	250 元
28. 武式太極拳精華	薛乃印著	200 元
29. 陳式太極拳拳理闡微	馬 虹著	350 元
30. 陳式太極拳體用全書	馬 虹著	400 元
31. 張三豐太極拳	陳占奎著	200 元
32. 中國太極推手	張 山主編	300 元
33. 48 式太極拳入門	門惠豐編著	220 元
34. 太極拳奇人奇功	嚴翰秀編著	250 元
35. 心意門秘籍	李新民編著	220 元
36. 三才門乾坤戊己功	王培生編著	220 元
37. 武式太極劍精華＋VCD	薛乃印編著	350 元
38. 楊式太極拳	傅鐘文演述	200 元
39. 陳式太極拳、劍 36 式	闞桂香編著	250 元
40. 正宗武式太極拳	薛乃印著	220 元
41. 杜元化＜太極拳正宗＞考析	王海洲等著	300 元
42. ＜珍貴版＞陳式太極拳	沈家楨著	280 元
43. 24 式太極拳＋VCD	中國國家體育總局著	350 元
44. 太極推手絕技	安在峰編著	250 元
45. 孫祿堂武學錄	孫祿堂著	300 元
46. ＜珍貴本＞陳式太極拳精選	馮志強著	280 元
47. 武當趙堡太極拳小架	鄭悟清傳授	250 元
48. 太極拳習練知識問答	邱丕相主編	220 元
49. 八法拳 八法槍	武世俊著	220 元
50. 地趟拳＋VCD	張憲政著	350 元
51. 四十八式太極拳＋DVD	楊 靜演示	400 元
52. 三十二式太極劍＋VCD	楊 靜演示	300 元
53. 隨曲就伸 中國太極拳名家對話錄	余功保著	300 元
54. 陳式太極拳五功八法十三勢	闞桂香著	200 元
55. 六合螳螂拳	劉敬儒等著	280 元
56. 古本新探華佗五禽戲	劉時榮編著	180 元
57. 陳式太極拳養生功＋VCD	陳正雷著	350 元
58. 中國循經太極拳二十四式教程	李兆生著	300 元
59. ＜珍貴本＞太極拳研究	唐豪・顧留馨著	250 元
60. 武當三豐太極拳	劉嗣傳著	300 元
61. 楊式太極拳體用圖解	崔仲三編著	400 元

62. 太極十三刀	張耀忠編著	230 元
63. 和式太極拳譜＋VCD	和有祿編著	450 元
64. 太極內功養生術	關永年著	300 元
65. 養生太極推手	黃康輝編著	280 元
66. 太極推手祕傳	安在峰編著	300 元
67. 楊少侯太極拳用架真詮	李璉編著	280 元
68. 細說陰陽相濟的太極拳	林冠澄著	350 元
69. 太極內功解祕	祝大彤編著	280 元
70. 簡易太極拳健身功	王建華著	180 元
71. 楊氏太極拳真傳	趙斌等著	380 元
72. 李子鳴傳梁式直趟八卦六十四散手掌	張全亮編著	200 元
73. 炮捶 陳式太極拳第二路	顧留馨著	330 元
74. 太極推手技擊傳真	王鳳鳴編著	300 元
75. 傳統五十八式太極劍	張楚全編著	200 元
76. 新編太極拳對練	曾乃梁編著	280 元
77. 意拳拳學	王薌齋創始	280 元
78. 心意拳練功竅要	馬琳璋著	300 元
79. 形意拳搏擊的理與法	買正虎編著	300 元
80. 拳道功法學	李玉柱編著	300 元
81. 精編陳式太極拳拳劍刀	武世俊編著	300 元
82. 現代散打	梁亞東編著	200 元
83. 形意拳械精解（上）	邸國勇編著	480 元
84. 形意拳械精解（下）	邸國勇編著	480 元
85. 楊式太極拳詮釋【理論篇】	王志遠編著	200 元
86. 楊式太極拳詮釋【練習篇】	王志遠編著	280 元
87. 中國當代太極拳精論集	余功保主編	500 元
88. 八極拳運動全書	安在峰編著	480 元
89. 陳氏太極長拳 108 式＋VCD	王振華著	350 元

・彩色圖解太極武術・大展編號 102

1. 太極功夫扇	李德印編著	220 元
2. 武當太極劍	李德印編著	220 元
3. 楊式太極劍	李德印編著	220 元
4. 楊式太極刀	王志遠著	220 元
5. 二十四式太極拳(楊式)＋VCD	李德印編著	350 元
6. 三十二式太極劍(楊式)＋VCD	李德印編著	350 元
7. 四十二式太極劍＋VCD	李德印編著	350 元
8. 四十二式太極拳＋VCD	李德印編著	350 元
9. 16 式太極拳 18 式太極劍＋VCD	崔仲三著	350 元
10. 楊氏 28 式太極拳＋VCD	趙幼斌著	350 元
11. 楊式太極拳 40 式＋VCD	宗維潔編著	350 元
12. 陳式太極拳 56 式＋VCD	黃康輝等著	350 元
13. 吳式太極拳 45 式＋VCD	宗維潔編著	350 元

14. 精簡陳式太極拳 8 式、16 式　黃康輝編著　220 元
15. 精簡吳式太極拳<36 式拳架・推手>　柳恩久主編　220 元
16. 夕陽美功夫扇　李德印著　220 元
17. 綜合 48 式太極拳＋VCD　竺玉明編著　350 元
18. 32 式太極拳（四段）　宗維潔演示　220 元
19. 楊氏 37 式太極拳＋VCD　趙幼斌著　350 元
20. 楊氏 51 式太極劍＋VCD　趙幼斌著　350 元

・國際武術競賽套路・大展編號 103

1. 長拳　李巧玲執筆　220 元
2. 劍術　程慧琨執筆　220 元
3. 刀術　劉同為執筆　220 元
4. 槍術　張躍寧執筆　220 元
5. 棍術　殷玉柱執筆　220 元

・簡化太極拳・大展編號 104

1. 陳式太極拳十三式　陳正雷編著　200 元
2. 楊式太極拳十三式　楊振鐸編著　200 元
3. 吳式太極拳十三式　李秉慈編著　200 元
4. 武式太極拳十三式　喬松茂編著　200 元
5. 孫式太極拳十三式　孫劍雲編著　200 元
6. 趙堡太極拳十三式　王海洲編著　200 元

・導引養生功・大展編號 105

1. 疏筋壯骨功＋VCD　張廣德著　350 元
2. 導引保建功＋VCD　張廣德著　350 元
3. 頤身九段錦＋VCD　張廣德著　350 元
4. 九九還童功＋VCD　張廣德著　350 元
5. 舒心平血功＋VCD　張廣德著　350 元
6. 益氣養肺功＋VCD　張廣德著　350 元
7. 養生太極扇＋VCD　張廣德著　350 元
8. 養生太極棒＋VCD　張廣德著　350 元
9. 導引養生形體詩韻＋VCD　張廣德著　350 元
10. 四十九式經絡動功＋VCD　張廣德著　350 元

・中國當代太極拳名家名著・大展編號 106

1. 李德印太極拳規範教程　李德印著　550 元
2. 王培生吳式太極拳詮真　王培生著　500 元
3. 喬松茂武式太極拳詮真　喬松茂著　450 元
4. 孫劍雲孫式太極拳詮真　孫劍雲著　350 元

5.	王海洲趙堡太極拳詮真	王海洲著	500 元
6.	鄭琛太極拳道詮真	鄭琛著	450 元
7.	沈壽太極拳文集	沈壽著	630 元

・古代健身功法・大展編號 107

1.	練功十八法	蕭凌編著	200 元
2.	十段錦運動	劉時榮編著	180 元
3.	二十八式長壽健身操	劉時榮著	180 元
4.	三十二式太極雙扇	劉時榮著	160 元
5.	龍形九勢健身法	武世俊著	180 元

・太極跤・大展編號 108

1.	太極防身術	郭慎著	300 元
2.	擒拿術	郭慎著	280 元
3.	中國式摔角	郭慎著	350 元

・原地太極拳系列・大展編號 11

1.	原地綜合太極拳 24 式	胡啟賢創編	220 元
2.	原地活步太極拳 42 式	胡啟賢創編	200 元
3.	原地簡化太極拳 24 式	胡啟賢創編	200 元
4.	原地太極拳 12 式	胡啟賢創編	200 元
5.	原地青少年太極拳 22 式	胡啟賢創編	220 元
6.	原地兒童太極拳 10 捶 16 式	胡啟賢創編	180 元

・名師出高徒・大展編號 111

1.	武術基本功與基本動作	劉玉萍編著	200 元
2.	長拳入門與精進	吳彬等著	220 元
3.	劍術刀術入門與精進	楊柏龍等著	220 元
4.	棍術、槍術入門與精進	邱丕相編著	220 元
5.	南拳入門與精進	朱瑞琪編著	220 元
6.	散手入門與精進	張山等著	220 元
7.	太極拳入門與精進	李德印編著	280 元
8.	太極推手入門與精進	田金龍編著	220 元

・實用武術技擊・大展編號 112

1.	實用自衛拳法	溫佐惠著	250 元
2.	搏擊術精選	陳清山等著	220 元
3.	秘傳防身絕技	程崑彬著	230 元
4.	振藩截拳道入門	陳琦平著	220 元

國家圖書館出版品預行編目資料

自我保健鍛鍊／陳坤編著
－初版－臺北市，大展，民 97.02
面；21 公分－（健康加油站；25）
ISBN 978-957-468-590-5（平裝）
1. 運動健康　2. 健身運動　3. 外傷
411.71　96024055

自我保健鍛鍊

ISBN 978-957-468-590-5

編 著 者／陳　坤
發 行 人／蔡 森 明
出 版 者／大展出版社有限公司
社　　址／台北市北投區（石牌）致遠一路 2 段 12 巷 1 號
電　　話／(02) 28236031・28236033・28233123
傳　　真／(02) 28272069
郵政劃撥／01669551
網　　址／www.dah-jaan.com.tw
E-mail／service@dah-jaan.com.tw
登 記 證／局版臺業字第 2171 號
承 印 者／傳興印刷有限公司
裝　　訂／建鑫裝訂有限公司
排 版 者／千兵企業有限公司
初版1刷／2008 年（民 97 年） 2 月

定　價／180 元

大展好書　好書大展
品嘗好書　冠群可期

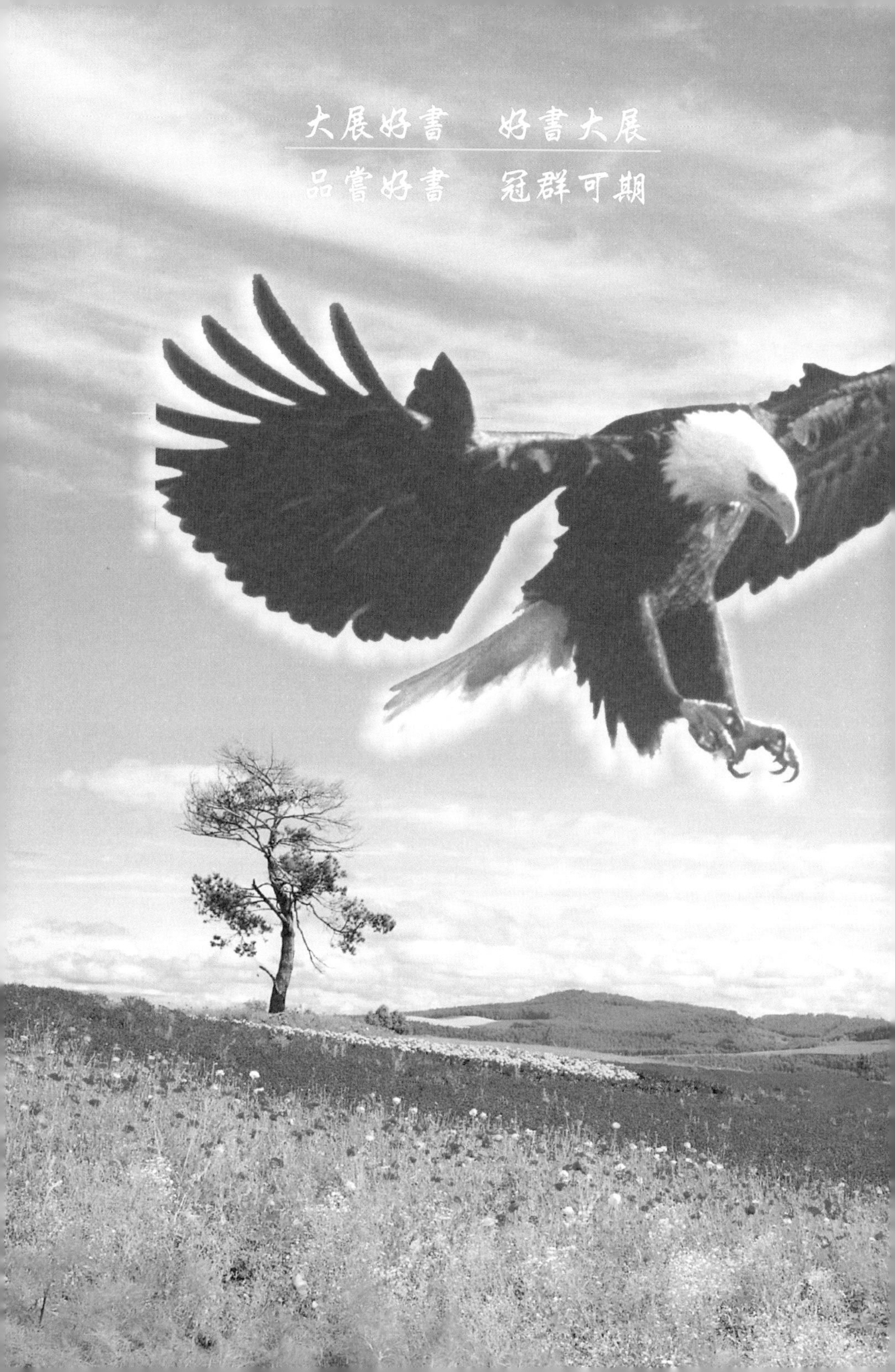
大展好書　好書大展
品嘗好書　冠群可期